雖然想瘦，但不想再只吃雞胸肉了

從心開始，
脫離減重強迫症、飲食障礙與暴食，
陪你最後一次減重

秀娟 수연 —— 著
葛增娜 —— 譯

高寶書版集團

前言
希望「吃」能再次成為一種幸福

我從二十歲開始減重，重複著減重和復胖的循環，還兩度罹患暴食症。

聽說韓國的女孩子，沒有人不曾減重過，但我又是特別執著於減重的那一種。減重之後，比起享受變瘦的短暫幸福，我卻為了變得更瘦而不斷鞭策自己，其餘的日子則像是被懲罰一般，為暴食症痛苦掙扎。

在網路或各種媒體上很容易找到減重的資訊，但鮮少關於減重的副作用或相關經驗分享。我無法把自己的痛苦向別人傾吐，因為我知道一旦說出：「我真的好痛苦。」別人就會說：「那是因為你的意志力不夠堅強。」

「這是我的問題」的想法，讓我更加孤單且備受煎熬。

因此，如今我克服了暴食症，找到減重的正確方式後，便決定分享我的經驗，幫助跟過去的我一樣獨自痛苦的人。我希望因「吃」感到痛苦的人，不用像我一樣走許多冤枉路，就能擺脫暴食症的桎梏。希望「吃」能再次變成一種幸福，再次恢復健康的人生。

越來越多人罹患減重強迫症或飲食障礙症，這本書將協助你克服對食物的強迫行為，回歸日常生活。希望「吃」不再是你的不幸，真心期盼你獲得以平常心進食的幸福。

Part 1 我人生裡的數字

目錄
Contents

Part3 總不能一輩子只吃雞胸肉

Part4 只要踏出一步就夠了

目錄
Contents

Part 1

我人生裡的數字

1 我的外號是「湯瑪士小火車」

我出生時的體型是韓國人平均生長曲線的中間值，不算胖，但也不算很瘦。我是從高中三年級開始變胖的，那時我用吃東西紓解念書帶來的壓力，就像所有的高三生一樣，整天坐在書桌前不動，便漸漸變胖了。

我就讀的學校是男女合校，因為很容易和男孩子打成一片，肉肉的我經常成為嘲笑的對象。大家都叫我「湯瑪士小火車」[1]，我因為圓圓肉肉的臉而有了這個外號。那時正值對外表敏感的年紀，其實很難忍受這種嘲笑，但我怕生氣會把氣氛弄

1 英國兒童卡通節目《Thomas & Friends》的主角。

僵，讓自己更難堪，所以只能一笑置之。

我們學校的營養午餐特別好吃，每次聽到中午的鐘聲響起，我就快步衝向學校餐廳，想快一點吃到午餐。某一天因為衝太快，不小心跌倒，扭到腳，還去醫院上了石膏。重點是，之後即使撐著拐杖，我依然一跛一跛地跑向學校餐廳。對高三的我來說，「吃」是人生最大的樂趣。

補習結束之後，即使很晚了，我仍會烤五花肉來吃，飯後也一定會吃個冰淇淋當甜點，幾乎整天吃個不停。我總是用美食紓解壓力，盲目地相信媽媽說「上了大學就會瘦下來」的話，毫無節制地吃，因此短短一年內我就胖到六一．八公斤。

二十歲那年，我考上第一志願，之後就下定決心減重，也嘗試了各種減重方法。我試過媽媽不知從哪裡買來的、市價一百萬韓元左右（約臺幣兩萬三）的昂貴瘦身藥，以及當時盛行的單一食物減重法（一定期限內只吃一種食物）、丹麥減重法（以水煮蛋、黑咖啡、葡萄柚為主食，少攝取澱粉，多攝取蛋白質）、排毒減重法（主張排除毒素來減重，包含斷食、液體斷食及排毒蔬果汁）等林林總總，但都撐不了幾天就放棄了。

就這樣，我帶著人生最高峰的體重上了大學。按照媽媽的說法，上了大學應該要變瘦才對，但怎麼可能呢？根本是天方夜譚。

大學生活其實沒有那麼美好。新生中有特別受矚目的人，不過當然不是我。我認為那是因為我有點胖，有點胖的人自然不會吸引別人的目光。**胖胖的身材，讓我變得畏首畏尾且負面消極。**

終於有一天我不想再看到自己胖胖的身材，經過玻璃窗也瞇起眼睛。我總是煩惱自己的體重，卻沒有好好減重的動機，也沒有堅強的意志力。
我只是把「我要減重」掛在嘴邊而已。

2 照片裡的人眞的是我嗎？

大學一年級的暑假，發生了真正促使我減重的事件，我變得不再只是嘴巴上說說而已。

某天我和朋友相約見面，我化了妝、穿上裙子和高跟鞋，精心打扮之後赴約。朋友看我特地打扮，便幫我拍照，我看著那張照片，頓時有種五雷轟頂的感覺。

「這是我嗎？這真的是我嗎？」好像是我，又感覺不太像我。我知道自己有點胖，但沒想到是這麼胖，我簡直無法相信。

這件事迫使我面對自己一直以來瞇著眼睛逃避、不想承認的真實模樣。別人眼中的我就是這個樣子吧！我意識到自己真的沒有退路了。

和朋友道別後回到家，我立刻把衣服脫光，只穿著內衣拍照。我想要留下對照減重前後的照片。

那時不知道為什麼，我莫名有種「一定會成功」的自信。心情上與其說是「我要減重」，不如說是「我一定可以減重」。我的意志力大爆發，沒有人可以阻止，到目前為止只是嘴巴上說要減重的我，終於要付諸行動了。

我開始訂定減重計畫，因為這次一定要成功，所以我設計了慎重且理性的計畫。

首先，我把之前失敗的方法羅列出來，一一分析。每一個都要大幅減少吃的分量，同時進行高強度的運動。我對自己的認知是「貪吃又不愛動」，所以那些計畫實際上連一天都持續不下去。根據過去的經驗，我很清楚自己撐不了幾天又會放棄和暴走，總是立下無法實現的計畫也沒有用。

「好，我得立下自己可以實踐的計畫。」

依循這樣的想法，我寫下了兩個重點。

一、每天「只」吃三餐。

二、在家門口的公園走一個小時。

這是我的第一個減重計畫。一天吃三餐看起來如此理所當然，但對當時我這個愛吃鬼來說，一天只吃三餐沒那麼容易。再加上討厭運動的我，只能立下做得到的運動計畫。不過看似簡單的計畫，成效卻意外地好。

就那樣，我瘦到了四十八公斤。

我的減重歷程1

看到朋友幫我拍的照片大受打擊而開始減重，卯起來從六一・八公斤成功減到四十八公斤。

3 一天一餐，錯誤的開始

我在大一暑假減掉十公斤，那之後又瘦了一點，總共瘦了十四公斤。

放假前是六一．八公斤，開學後變成四十八公斤。

我以嶄新的面貌回到學校，雖然一開始不是為了讓大家眼睛一亮才減重的，但那時我真的很期待，一直以來肉肉的我，變成四十八公斤的苗條身材，我甚至認為人生會一百八十度大轉變，跟其他寒暑假成功減重的人一樣，獲得「開學女神」的封號，我幻想著自己人氣爆棚、回頭率爆表，那種猶如連續劇般的場景。

然而驚人的是，什麼都沒發生，甚至有同學根本沒發現我瘦下來，還得我先說：「不覺得我瘦了嗎？」對方才回說：「喔，是嗎？」

當下我意識到一件事，不論我是胖是瘦，別人都不感興趣。我突然覺得自己為了身材而情緒低落，根本毫無意義。

之後我把長髮剪成妹妹頭，挑戰了減重之前不太敢嘗試的短髮。**成功減重讓我對自己的外表產生自信，不只是外在，連個性也明顯變得活潑許多，不論做什麼都積極主動。**

雖然沒有發生像連續劇般的劇情，但因為態度轉變，也有一些人發現我瘦了。我可以盡情穿喜歡的衣服，每天都覺得很新鮮，很幸福。

我當時的心情就像是「擁有了全世界」，聯誼機會也增加了，我經常參加朋友的聚會。到此為止一切都很完美。

然而，隨著約會變多，我漸漸不太能堅守自己的簡單原則。為了維持四十八公斤的體重，我需要其他方法。於是，我展開了一天一餐的計畫。**我心想：「一天吃一餐應該就沒問題了吧？」沒想到那一餐竟演變成吃好吃滿的一餐。**

一想到一天只能吃一餐，就更激起我的食慾。我想要盡可能在一餐中吃下更多美食，不想留下沒吃到的遺憾。一天中吃東西的機會只有一次，但我想吃的東西實在太多了，因此我選擇吃到飽餐廳，把重點放在「一次可以吃到各種食物」上。從連鎖吃到飽餐廳到不知名的小店，我遊走於各種吃到飽餐廳，把自己吃到撐。

一開始怕太早吃睡前會肚子餓，所以決定四、五點吃，但後來越來越難等到那個時間，所以我提前到三點，再後來提前到兩點，然後又提前到一點。就這樣慢慢地把一天一餐的時間提前，最後變成中午十二點吃一餐。

問題是，十二點吃了那一餐後，我根本沒辦法撐到晚上睡覺。一到晚餐時間就無法按捺想吃的慾望，最終我沒有遵守一天一餐的計畫，到了晚上總是忍不住喝酒和吃宵夜。

想當然耳，隔天我無法避免地被罪惡感和不安籠罩。就這麼度過了一、兩年，我復胖了四公斤。

4 渴望擁有結實又纖瘦的身材

二十二歲那年，我決定進行人生第二次減重。

一、兩年下來漸漸累積的贅肉無形地壓迫著我，好在當時有可以專心減重的環境，我認為要把握時機，於是重新訂定減重計畫。

這次的目標有點不一樣，我除了希望減到四十八公斤之外，更希望擁有結實的身材。

「人生只有一次，總要練一次馬甲線吧？」

因此我野心勃勃地把減重目標放在練出結實的身材。

一、我採用典型的減重菜單。午餐吃三分之二碗糙米加小麥煮成的飯，搭配煎豆腐或雞胸肉和沙拉，晚餐則吃雞胸肉、地瓜和雞蛋等。

二、每天規律運動。我主要是做四十～五十分鐘的肌力訓練，再加上三十～四十分鐘的有氧運動。

我已有過一次減重的經驗，而且一天一餐造成的復胖，帶給我「必須再次減重」的壓力，所以這次我期望自己能好好遵守減重計畫。我每天測量體重，不論發生什麼事情都澈底遵守飲食規範和運動時間。而且每天訓練腹肌直到受不了為止，遇到有礙減重的場合，我就不赴約，一天二十四小時全力投入減重，展現出異常的毅力奔向目標。

一個月、兩個月過去，我漸漸瘦了下來，同時因為前所未有地努力做肌力訓練而如願練出「結實纖瘦的身材」。

再一次，我找回短暫的幸福。達成願望帶給我自信，讓我又變得非常積極主動。我感到非常滿足，煥然一新的身材讓我願意一輩子這樣飲食和運動。

某一天，機緣巧合下，有人找我當網路模特兒。我真的非常非常期待，「我竟然可以當網路模特兒！」這是以前完全不敢想像的事。過去我上網路購物，就算想買也找不到適合的尺寸，只能放棄，而現在竟然可以當模特兒！我彷彿置身在夢中，心情澎湃不已。

網路模特兒的工作真的很有趣，我穿著各種漂亮的衣服，拿著琳瑯滿目的包包拍攝。攝影棚裡的視線全部集中在我身上，他們幫我著裝、做造型，我彷彿變成藝人，生平第一次有飄飄然的感受。

不過，這種雀躍很短暫。拍攝了幾次之後，我清楚注意到過去看不到的地方。我看著螢幕確認拍攝的照片，而螢幕上的我糟透了。

「我的臉怎麼這麼腫？腿怎麼這麼胖？小腿肚這麼難看嗎？我是不是要再減重？」

認識其他網路模特兒之後，我更是不斷地拿她們和自己比較。她們苗條的身材看起來毫無缺陷，但我卻肉肉的，甚至不好意思告訴別人我是模特兒。

自從有了這種想法之後，我就覺得自己沒資格當模特兒了，對這樣的自己感到有點羞恥，在攝影棚裡也很在意別人的臉色，自然變得畏畏縮縮。

所以我再次下定決心，我必須「再」減重。如果不想對外貌感到如此自卑，那再瘦下來不就好了。

問題是，該怎麼做？我已經在吃減重餐了，而且每天密集運動，我完全想不到如何繼續瘦下去。突然，腦中蹦出一個很簡單的方法。

「啊！我不吃飯就好了。」

少吃沒用，做運動也沒用，那就只剩下「不吃」一途。於是我開始斷食。

現在回想起來，當時我的身材已經夠漂亮了。**別人看到我會說我很瘦，其實不算肉肉，但在我自己眼裡卻非如此。**

那時的我總會自己挑出別人沒注意到的缺點，根本聽不進別人的話，鏡子裡的自己就是又腫又醜。

斷食的菜單只有雞胸肉、地瓜、雞蛋、水果和堅果，加上每天三小時的有氧運動。現在想想，這個計畫真是太誇張了，但我一心想要變瘦，根本沒心思去想以後的事情，終於把自己逼到極限。

一天天過去，我變得更瘦了，那是理所當然的結果。沒吃東西自然會瘦，就如同我的心願，我漸漸瘦了下來，變成四六．八公斤。

那時有人對我說：「秀娟，你有毛病吧，減重也得吃點東西。」

我雖然笑笑帶過，但心裡卻想：「如果像你說得那麼容易，我早就瘦了。怎麼可能一邊吃一邊減重？你懂什麼？你懂我是怎麼一路走過來的嗎？我為了減重真的很努力。」

既然瘦了下來，照理說應該會對自己的樣子感到滿足與幸福，但我卻正好相反，我依然覺得鏡頭裡的自己充滿缺點。變瘦之後更凸顯出骨架、臉型等天生的條件，我對外表變得更加嚴苛和執著。

更嚴重的問題是，自從進行斷食減重以來，我的身體出現奇怪的變化。只要稍微擦到桌角，皮膚就會瘀青，爬幾階樓梯就頭暈又吃力，這是身體發出的警訊，但我把減重列為最優先，自然不可能把健康擺第一。當時我最大的煩惱是「如何維持

四六．八公斤的體重」，而不是身體健康。

我盡可能降低進食量，已經沒有其他辦法了。我無法突破現狀再瘦下去，只要一不留意就會復胖。從那時候開始，我吃東西的慾望不斷高漲，壓抑著食慾只吃雞胸肉，讓我一整天沮喪無力。

為了維持四六．八公斤，我規劃了非常精確的時間表。因為要在規定的時間吃限定的食物，我每次外出都帶著雞胸肉、地瓜和小黃瓜。

我清楚記得，當時因為擔心帶去的食物味道影響到別人，我在大熱天委屈地坐在咖啡店的樓梯間，吃變熱的小黃瓜（因為印象太深刻，我到現在還不喜歡吃小黃瓜）。

我真的很擔心只要稍微沒有按表操課就會復胖，後來為了不影響計畫，我甚至不和別人相約，因為跟別人見面，就可能遇到必須吃東西的場合。

我漸漸不和人來往後，一個人的時間變多了，從早上起床到晚上睡覺為止（甚至在夢裡），我都在想著如何減重。

一天二十四小時把所有心力放在減重上，但我的腦袋裡又時不時充斥著對各種食物的渴望。

我的減重歷程2

對於極瘦身材的渴望，讓我採取極端的減重方式，甚至嚴重到強迫不進食。自此，開啟了我的暴飲暴食生活。

5 既然失敗了，那就盡情地吃吧

從那時候起，我就超級想吃減重前並不愛吃的麵包、年糕、餅乾、冰淇淋等零食。

我認為無法忍耐不進食的自己意志力太薄弱，便用「意志力不夠堅強，才會想吃這種食物」來督促自己，不斷壓抑著一不小心就會潰堤的食慾，忍耐再忍耐。

人生第一次「暴食」就這樣發生了。多年後的今天，依然歷歷在目。

那天是戶外拍攝的前一天，跟平常一樣，我不斷忍耐想吃的慾望，三餐都用雞胸肉和地瓜維持生理機能。到了晚上，我因為心情煩悶而出去走走，經過附近的麵包店時，我的理智突然斷線。我就像被鬼附身般走進麵包店，買了一包沒有內餡的餐包，然後當場打開包裝袋，狼吞虎嚥起來。

我怎麼可以吃不在規定菜單裡的麵包呢？我把一整袋餐包吃光後，悔恨湧了上來。我吃了不該吃的食物，今天的減重計畫以失敗告終。隨即，我腦中浮現這樣的念頭——

「既然失敗了，今天要不要乾脆吃個夠？」

我已經忍耐太久，反正失敗了，何不趁機慰勞自己？一旦下定決心，「只有今天」的急迫心情便迅速湧了上來。

我開始暴走。「我一直很想吃壽司，去吃壽司好了。」去壽司店的途中路過超市。「對了，我也很想吃巧克力派。」我走進超市買了巧克力派，立刻拆開包裝，根本無心顧及他人的眼光，一邊吃著巧克力派，一邊走向壽司店。

我在壽司店點了超過平時分量的壽司套餐，然後吃個精光。吃完套餐已經很飽了，卻一心還想再吃。離開壽司店後，我朝漢堡店走去。心臟狂跳，我想要不停吃東西。就這樣，我一口接一口，把漢堡套餐和各種副餐全都放進嘴裡。

事實上，與其說是吃東西，不如說是塞東西。當時的心情不是單純地「想吃」，而是「想把東西塞進嘴裡」。一般人好幾天份的食物，不斷地進入我的身體，感覺很奇怪。

全部吃下去後，我陷入深深的懊悔。最大的問題是，明天就要拍攝了，吃下這麼多東西，臉和身體當然會變得很腫。我著急地想，運動是否能幫助消腫？於是便在家門口努力運動。我勉強動著沉重的身體，不禁流下眼淚。

我總是在控制食慾，每天按照計畫生活，那是我第一次沒辦法控制自己而吃個不停。我覺得自己像個怪物，對於這個情況感到害怕與困惑。

6 崩潰的那天

聽到「暴食」，大家可能以為只是比平常吃得更多而已，但我第一次經歷的暴食，不只是吃得多那麼簡單。而是即使肚子很撐，也因為沒來由的空虛，而不斷把食物塞進身體裡。

那之後也經常發生類似的暴食行為，自此我有了新的日常。

暴食↓↑斷食

暴食的隔天我什麼都不吃。因為吃了一大堆食物，隔天自然像是懲罰自己一般，什麼都不吃，我就這麼重複著暴食和斷食的生活。

暴食的時候想到明天不能吃東西，就變得更想要毫無遺憾地吃個夠。暴食和斷食的循環持續越久，暴食的程度就越嚴重，我吃下更多刺激性的零食，同時也開始喝酒。

喝醉之後，對吃的罪惡感會暫時消失，所以為了暴食，我變得更常喝酒。酒後回家經過便利商店，還會把平時想吃的餅乾全部買回去。等隔天回想起前一天吃了什麼，又感到難以置信，如此日復一日。

記得有一次喝酒暴食之後，隔天早上醒來，看到床頭散落著餅乾，身體還有一些莫名的傷痕。原來是在睡夢間，我一邊埋怨暴食，一邊用力捏自己造成的。**真的**

很可笑，減重到底算什麼，甚至要這樣傷害和折磨自己。

那個時期我的經期也變得不正常，這是理所當然的。我重複著暴食和斷食的行為，身體怎麼可能正常運作？

為了不再變胖，**暴食後的斷食就像是我最後的救命稻草，是我最後的手段，隔天餓一整天彷彿就不會變胖。**

可更大的問題是，我漸漸變得無法控制自己斷食。今天是什麼都不能吃的日子，但「不能吃」的想法在我心裡不斷唱反調，一直慫恿我吃東西。到最後，我根本無法斷食。

「不管了，吃吧，我就盡情吃個夠好了。」

一直追求完美的我崩潰了。既然如此，乾脆盡情吃到不想再吃，然後再來減重。就這樣，我把減重計畫拋到腦後。

我為了滿足一直以來壓抑的食慾，開始肆無忌憚地狂吃。幾個月下來，我迅速地復胖，比之前努力辛苦減重的速度有過之而無不及。

過一陣子我吃得夠多了，應該要開始好好減重了，但我卻還是一直想吃。一邊吃一邊感到不安，看著每天急速變胖的自己，我感到空虛、沮喪和痛苦，與過去變瘦開心的情緒完全相反。

終於，我再次回到減重前的體重——六一．八公斤。

過去大家都叫我「減重成功的人」，認為我用堅強的意志力，一步一步地減重成功。我很擔心大家看到我復胖，可能會嘲笑我，覺得我很沒用；也擔心住在一起的媽媽看出我變胖，根本不敢正眼看媽媽。對胖瘦太過敏感的我，每天的日子變得沉重無比。我不想讓任何人看到我變胖的樣子，漸漸拒絕和別人見面，最終我避開所有人，把自己關在洞穴裡。

7 更嚴重和漫長的第二次暴食

我每天都很憂鬱，重複著暴食和睡覺，人生只剩下「吃」和「睡」兩件事。除此之外，什麼都不想做。

我每天都死氣沉沉的，相較於減重成功後的幸福時期，簡直是天差地遠，我不停比較著過去和現在，把自己推向不幸的深淵。

我已經想不起來幸福的感覺，甚至懷疑自己是否還能擁有幸福的日子。我每天把自己困在洞穴裡，直到季節交替，春天來了。

我到現在還記憶猶新，已經好久沒有踏出家門的我，那天一走出門就聞到令人愉悅的春天氣息。

我突然間萌生「我是不是可以重新找回幸福？」、「我也有資格獲得幸福嗎？」等想法。我想擺脫令人厭倦的黑暗，重新回到外面的世界。

我再度開始減重，這次不再採用斷食減重，而是選擇兼顧健康與正常飲食的減重方法。

因為心情變好了，「我能找回幸福」的正面心態降低了我的食慾。幸虧如此，我成功瘦下八公斤。然後睽違一年，我的月經也來了。除了歸功於規律的飲食，我的心理狀態也功不可沒。

克服了暴食症之後，我回歸正常的飲食習慣，再次減重成功！如果我的減重歷程能就此以快樂結局收場該有多好？可惜沒過多久，我的暴食症又發作了。

「為什麼？我這次沒有斷食，也沒有瘋狂運動啊？」

這次其實不是出於對食物的渴望，而是心理的因素。自從減重成功之後，我每天努力向前看，過著忙碌的生活，然而卻陷入了低潮。

主要的原因是我開始經營自媒體，我必須把所有的一切展現在大眾面前，不論我的心情和狀態如何，都必須一年三百六十五天展現出幸福快樂的樣子。可是，要假裝不真實的情緒真的很痛苦。

我再度用吃來彌補內心的空虛，於是暴食症又發作了。

第二次暴食症比第一次更嚴重、更痛苦。經歷第二次暴食症後，**我體會到「飲食障礙無法根治」的事實，只要我的心理狀態不穩定，暴食症隨時可能發作**。

或許有人認為克服過一次暴食症後，第二次會更容易克服。我原本也是這麼認為的。我已經很了解暴食症了，發作時該怎麼應對，該抱持什麼樣的心態，我再清楚不過。但就是因為知道太多，處理起來反而更加困難。我甚至認為不太清楚可能還比較好，因為腦袋裡各種資訊交錯，根本無法判斷什麼是對的，什麼是錯的。

接下來足足有一年的時間，我沒有出現在社群媒體上，我把自己關在更深的洞穴裡，就像是「人間蒸發」了一樣（一年來沒有我的任何消息，甚至有朋友認為我出車禍死掉了）。

第一次暴食症發作，我隨著時間過去、季節更迭而振作起來，獲得克服暴食症的契機，因此這次我也一直等待春天降臨，可是即使春天到了，我的暴食症依然沒有改善。就這麼過了半年、八個月、十個月，我度過了沒有任何幸福感的一年。

持續一年的暴食，讓我再次復胖到六十公斤。

我的減重歷程3

暴食症無法立刻克服也無法根治，而且反覆發作越多次越痛苦，身心也越來越疲憊。

8 肚子餓了就吃，搞不好是理所當然的事

減重很容易，只要少吃多動就行了。可是這麼簡單的道理，對我來說怎麼這麼難做到呢？

我回顧自己二十多年的歲月，一半以上都在減重。一開始因為朋友拍下的照片大受打擊而開始減重，但現在已經超過「在意身材」的程度，甚至罹患暴食症。

減重成功、維持體重，本來就是不可能的神話嗎？胖的人全都會減重失敗嗎？

即使減重成功，還是會復胖嗎？

我留心觀察周遭的人。

我觀察瘦的人，他們其實沒有那麼認真運動，也沒有每餐吃雞胸肉和地瓜。他們毫無顧忌地吃著我平時怕胖而不敢吃的食物，甚至在咖啡店裡吃蛋糕。不過他們都有一個共同點：**肚子餓了就吃，肚子飽了就不吃**。

再加上他們想吃什麼就吃什麼，也沒有晚上六點以後禁食的限制。他們只要餓了就吃，所以沒有「非吃不可」的強迫意識。

反觀我自己，我為了減重，從來沒有好好正視食物。看到食物會先分類哪些會胖、哪些不會胖，在腦袋裡計算卡路里，完全沒有「一定很好吃」或「好想吃」的想法，而是「這是熱量很高的食物」或「這個能吃、那個不能吃」。因此吃下去之後，罪惡感往往取代了滿足感。

我怕六點之後吃東西會發胖，因此強迫自己晚上六點以前一定要進食，反而讓睡前的飢餓感引發暴食。而運動也變成了避免發胖的手段，所以無法享受運動的快樂，只是強迫自己燃燒熱量。

我了解到自己對於減重的執著和對食物的斤斤計較，反而讓自己深陷暴食的泥沼。於是我下定決心，要進行人生最後一次減重。

這一次「最後的減重」沒有像之前一樣，立下變成纖瘦身材，或是短時間內減掉十公斤等好高騖遠的目標。我再沒有自信能一直吃雞胸肉和地瓜，也無法每天去健身房運動兩小時。

我的目標是，即使比較慢，也要慢慢變得跟「一般人」一樣，不要暴食，像一般人一樣吃東西，維持正常的飲食習慣。

首先，我決定要吃晚餐，一般人都會吃晚餐。吃晚餐這件事如此普通，但「吃晚餐會發胖」的偏見，導致我陷入暴食的泥沼。

第二，不要限制自己吃什麼，只要跟別人一樣，吃「一人份」就好。想吃什麼就吃什麼，但不要像暴食般，把食物硬塞進嘴裡，要像別人一樣享受進食的樂趣。

再者，不強迫自己每天運動多久，搞得自己很有壓力，而是以日常生活中多動來取代。最後我立下了「持續」實踐這些原則的目標。

我心想，最後這次的減重計畫如果還是行不通，我就再也不減重了。不過至少要給自己一年的時間來判斷，因為我過去每一個減重方法都沒有持續超過一年。

決定最後一次減重後，我按照計畫，**只要有想吃的東西，就當天去吃**。依據我過去的經驗，如果為了怕胖而忍耐，食慾會暴增兩倍，最終攝取更多的分量。

同時**對於想吃的食物，我練習只吃適量**。練習以平常心看待炸雞、麻辣燙、壽司、披薩、漢堡等，過去根本不敢碰的食物。

一開始看到這些食物，我的腦海裡浮現了「真的可以吃嗎？」的想法。一旦我認知到這些是隨時可以吃的食物，就沒有特別渴望去吃了。不能吃的想法讓我變得更想吃，現在隨時可以吃，那種「非吃不可」的感覺反而消失了。我漸漸可以控制食慾，後來變成只要覺得飽了，就會停止進食。

當然在練習控制的過程中，有時候也會吃太多，但我不把焦點放在「暴食」，而是安慰自己：**吃得有點多，那就多走一點路好了**。

運動方面我也沒有每天特地去健身房進行肌力訓練和有氧運動，而是在日常生活中努力多動而已。如果覺得自己吃得有點多，就為了消化多走一點路，感覺一整天都沒動，就在家門口簡單地散散步，甚至有時真的太忙了，就乾脆不運動。

過了一個月、兩個月，「我正在減重」的想法消失了，我的生活中不再只有減重，而是享受自己的人生。

一天天過去，之前穿的衣服變鬆了，我意識到自己瘦了。可是我沒有測量體重，我想自己應該瘦了，但不再貪心，不想放掉寶貴的日常生活。

我對於平凡地吃東西，不再暴食的日常生活感到非常滿足，我怕自己站上體重機，看到的不是期望的數字，會無法對目前小小的變化心存感謝，因而又戴上減重的枷鎖。

9 開開心心地吃好吃的食物

自從抛開減重的壓力後，我過著穩定的日常生活，對食物的執著漸漸消失了，也能自我控制攝取的分量。

最重要的是，我不會再東想西想，計算吃下去多少熱量，哪些食物吃了比較不會胖等。而且過去吃完總會有罪惡感，如今我可以開心地吃，吃完感到幸福，我終於可以享受「吃飯」這件事。

我不想讓體重的變化影響情緒，因此一年來沒有量體重，其實我也沒有特別想知道。光是擺脫減重的束縛和痛苦，享受吃飯的樂趣，就足以讓我感到滿足。

過了一年，我認為自己夠堅強，不會為了體重輕易崩潰，才終於量了體重。

我剛好減了十公斤。沒有控制食慾，沒有做極端的減重，每天沒有大量運動，卻減了十公斤。

「原來我的方式是正確的。」我終於畫下了減重的休止符。

我想吃什麼就吃什麼，把吃的主權交給自己。我能立刻察覺自己想吃什麼，為了避免慾望累積造成的暴食，我會當下去解決。今天、明天、後天或是未來，我一想到自己可以隨心所欲地吃自己想吃的，這種安心感，讓暴食的症狀自然消失了。

而且跟過去大不相同的是，我對食物的渴望消失了，進食單純是為了用餐。

最後一次減重成功後，我回顧過去五年來的減重生涯，體會到很多事情。

食慾是人類的本能，因此壓抑並不會消失，而且越是壓抑，越是會以好幾倍的力量反撲。透過親身體驗，我得以放下折磨自己的那些減重方法，不要限制自己吃什麼，「持續」養成適量用餐的習慣，就能自動瘦下來。

想吃什麼就開心地吃「一人份」，不要吃零食，多走路。看似沒什麼的計畫，只要「持之以恆」就絕對有效。

後來我甚至瘦到人生最輕的四十五公斤。斷食減重都沒能達成的目標，透過最後一次減重達成了。

時至今日，我依然不碰減重菜單，只吃想吃的食物，不過度運動。最重要的是，在不暴食的情況下維持現在的身材。

最後一次減重對我意義重大，不單單只是甩肉十公斤而已（減重不論用任何手段或方法，都能達到「暫時性」的效果）。我不再因食物感到痛苦，可以毫無罪惡感地吃東西，不再暴飲暴食，我可以擁有這樣的日常，才真正意義非凡。

還有，一旦這些習慣成自然，就能不費力氣地「維持」下去。

過去五年來，我反覆著減重和復胖的過程，自認為是個連減重都無法成功的「魯蛇」。我連食慾也無法好好控制，好幾年來反覆減重，覺得自己既可憐又沒用，難怪會失去自信。

我無法把自己的痛苦坦白地告訴別人。如果我說：「減重真的好痛苦。」別人一定會說：「你吃太多了啦。」或是「那是你的意志力不夠堅定。」

我又不想在人前解釋自己的慘狀：「不是，是我無法控制自己的食慾，我會一個人像怪物一樣塞進大量食物，然後又怕變胖而後悔……我反覆過著這樣的日子，真的很痛苦。」

我為了隱瞞自己有暴食的飲食障礙症，在人前永遠假裝自己很正常。

克服了暴食症之後，我在社群媒體上分享了罹患暴食症的經過，意外地發現很多人和過去的我一樣，罹患減重強迫症並深受暴食症所苦，嚴重的甚至無法過正常的生活。

所以我想要告訴因減重而痛苦的人，不要像我一樣走冤枉路，選擇正確的方式。**讓「吃」變成幸福又快樂的事，恢復健康的人生**。

二〇一七年，我開辦了減重課程。不採用吃雞胸肉和地瓜等極端方式來消耗自己，而是推廣不限制食物，用一般的飲食也能瘦下來的減重方法。

我的減重歷程4

我人生最後一次減重，修復了因反覆減重而毀掉的身心，找回平凡的日常生活，讓「吃」再度成為幸福又快樂的事。

Part 2

暴食或是拒絕進食
二選一？

10 意外地，你不孤單

出生在韓國的女性，究竟有多少人從未減重過呢？

我們所處的是極端重視外表的時代，說得誇張一點，是外貌至上主義的時代。電視或社群媒體上都是纖瘦的人備受推崇，只要有點胖，就會被別人說：「該減重了。」美的基準是瘦，大家都稱讚努力減重且成功瘦下來的人。

在這種重視外表的社會氛圍下，二十出頭的年輕人很容易感受到減重和整形的壓力。不論是有點胖或是正常體型的人，都可能不滿意自己的樣貌而開始減重，然後就有了「不吃才能減重」的想法。

問題是，「不吃」這種強迫觀念，最終將導致自己更執著於食物。一旦「食慾」無法正常運作，就會陷入「暴食↓後悔↓斷食↓暴食」的循環，無法脫離暴食症的泥沼。

我經營的減重課程班，是透過審核申請書（請申請人寫下自己減重的經歷）篩選會員。

結果很驚人，竟有百分之八十申請加入課程的人，深受暴食症所苦。出乎意料地有很多人跟我遭遇相同的痛苦。

二十一歲第一次罹患暴食症的時候，我根本不知道什麼是「暴食症」。看到自己不正常地進食，我嚇得趕緊上網搜尋，然後才知道自己罹患了暴食症。

現在從 YouTube 或 IG 等平臺，可以輕易取得暴食症的相關資訊，但七年前我剛罹患暴食症時，並沒有那麼多資訊。

我在網路上搜尋「暴食症」，只會出現「要愛惜自己」、「請接受精神科診療」等訊息而已。我找不到為什麼會罹患暴食症、怎麼克服暴食症等具體操作方法，也很難找到克服暴食症的個人經驗分享。因此當下我認為只有自己不正常，這種羞恥感讓我更無法告訴別人，只能一直悶在心裡。

經歷暴食症之後，我終於了解為什麼暴食症相關的資訊這麼少了。因為罹患暴食症的人通常會對暴食的自己感到可恥，想要隱瞞這個事實，我也不例外，自然很難分享暴食症有什麼症狀，具體要怎麼克服。

我想至少我自己應該站出來和大家分享克服的過程。雖然沒有那麼容易，但我試著把自己的經驗說出來，分享克服暴食症的方法。

以下是申請減重課程的會員們的經歷。

「我不斷反覆減重。一個禮拜盡量不吃，減掉四公斤，然後下一週又暴食復胖，如此循環往復。」

「拍完秀身材的照片後，我就盡情去吃我想吃的東西，結果變得比之前更胖，我無法控制自己，食量越來越大。」

「我夢想的職業需要纖瘦的身材，因此從去年起，我嚴格地進行減重計畫。大概有一年多的時間，我每天測量體重超過十次，為了減到四十五公斤而努力節食。

但只要食慾一爆發，我就會瘋狂暴食，隔天又因為罪惡感而去吃瀉藥排掉水分。」

「我只是大腿有點肉，整體身材還算瘦，但我卻只看到自己的腿，總是認為自己很胖。因為穿不下想穿的褲子，而決定少吃一點，後來還嘗試低鹽飲食，最後乾脆選擇餓肚子，我也買了網路上流行的減重保健食品來吃。最終瘦了七公斤，但又胖回來了。我總是覺得肚子餓，一直想吃。就算瘦下來，也撐不到兩週就會變得比之前更胖。」

這些人除了暴食症狀之外，還有另一個共同點，就是選擇極端的減重方式。

越是選擇極端減重方式的人，越容易罹患暴食症。極端的減重菜單一定會以復胖告終，嚴重的話甚至會導致前所未有「對吃的執著」。

非常害怕自己變胖的人，會為了避免復胖而持續不斷減重，然而越是減重，食慾越是暴漲，陷入「減重↓暴食↓復胖↓減重↓暴食↓復胖」的惡性循環。

自此再也無法像之前一樣，用平常心看待食物，且一直壓抑食慾，導致對食物的渴望越來越大，最終影響大腦的飽食中樞，進而引發暴食症。

在強調「瘦即是美」的社會裡，想要短期內用極端手段減重的人真的很多，因此飽受暴食症之苦的人也很多。這個令人心痛的現象，反映出減重和身材帶來的莫大壓力，如何影響在意外表的女性。

「我是不是罹患暴食症？」暴食症自我診斷

請看看下列描述，如果勾選「是」的項目有四個，你就可能罹患暴食症。

1. 比起和別人一起吃飯，我更喜歡自己吃，覺得更放鬆。
□是　□不是

2. 短時間（兩小時）內比一般人吃下更多食物，且每週發生兩次以上。
□是　□不是

3. 不想被別人看到自己吃太多的樣子，覺得很丟臉。
□是　□不是

4. 即使不餓也會吃東西。
□是　□不是

5. 吃東西時，比起味道，更重視分量。
□是 □不是

6. 在別人面前吃東西時，會假裝吃一般的量。
□是 □不是

7. 腦袋裡不斷浮現食物，甚至影響日常生活。
□是 □不是

8. 曾經有過肚子很飽卻不斷塞東西進嘴巴裡的痛苦經歷。
□是 □不是

9. 一旦開始吃東西就停不下來。
□是 □不是

10. 暴飲暴食後會陷入憂鬱和自責的情緒裡。
□是 □不是

11. 暴飲暴食的隔天會斷食。
□是　□不是

12. 暴飲暴食後什麼都不想做，例如：運動、打掃、洗臉、刷牙。
□是　□不是

13. 暴飲暴食後因為害怕變胖，曾採取催吐、吃瀉藥、過度運動或斷食等手段。
□是　□不是

14. 不斷反覆減重。
□是　□不是

※註：以上的自我診斷只是為了檢查是否有錯誤的飲食習慣，可能和醫學或專家的意見有所不同。

11 吃得再多，也依然感到空虛

一般人認為比平時吃下更多的東西就是「暴食」，但其實暴食症不單純只是吃很多。**比平常吃得多只是「過量」，和暴食的狀態不太一樣。**

在NAVER入口網站[2]搜尋「暴食症」，會出現下列說明：

「短時間（約兩小時）內吃下比一般人多出很多的量，且無法控制自己進食。同時為了避免體重增加，會選擇催吐或者濫用瀉藥、利尿劑等，且過度的運動，過

2 韓國知名的搜尋引擎。

分在意自己的體重和外型。上述情況一再反覆發生即為暴食症。」

暴食症不是偶爾吃太多或貪吃，而是失去對食物的自制力，不正常地把過多的量瘋狂地吃下去。即使已經很飽了仍繼續硬塞，吃下去的速度比一般人快很多，且很難中途停止吃東西的行為。

究竟為什麼會罹患反覆不正常飲食行為的暴食症呢？

暴食症通常來自極端減重的副作用，一般發作的歷程如下。

想要在很短的時間內減重，於是採取極端的減重手段，把碳水化合物的攝取量降到最低。一開始看到自己變瘦很開心，感覺減重好像也沒有那麼難，因而持續這種飲食方法。過了一段時間後，會逐漸很想吃某些食物，但害怕變胖而壓抑食慾。

極端的減重方式導致碳水化合物攝取量不足，身體會渴望容易吸收的、不好的碳水化合物，像是麵包、餅乾、巧克力、蛋糕等零食。在長時間忍耐的壓力下，人會變得更難壓抑對零食的渴望。

即使再三壓抑和忍耐，人也總有一天會到達極限，最後引發暴食症。且因為長期壓抑食慾，無論再怎麼吃也覺得很空虛，無法感到滿足。

暴食症只要發作一次，之後便會經常發作，且更進一步加深人對發胖的恐懼，因此更加嚴格地控制三餐。

問題是，越是逼迫自己，暴食就越容易發作。

罹患暴食症的人，往往把問題歸咎於自己，以為是自己意志力不夠堅定所致，經常用「連食慾都無法忍耐才會暴食」來譴責自己，但**暴食症絕對無法用意志力解決**。暴食不是因為意志力不夠堅強，而是長期採取極端的減重手段，讓飽食中樞發生異常而產生的症狀，簡單地說，就是抑制食慾的訊號發生 Lag（延遲）。

暴食症真的是一種孤單的疾病，因為無法自我控制食慾，整天不斷自責，且短時間內吃進大量食物的樣子，會讓你覺得自己變成了怪物。

對於一般人來說，暴食症患者看起來就像是意志力不堅定的人，連吃東西的慾望都無法控制，導致患者無法輕易跟別人吐露心聲，也不想被別人發現。

暴食症發作之後，暴食的日子會越來越多。且因為一個人比較輕鬆，便會漸漸不想和別人一起吃飯，再加上暴食之後全身水腫、變胖，就更害怕與別人見面。這時如果有人隨口說：「你好像有點胖了喔。」就彷彿天要塌下來一般，一整天反覆思索，對胖瘦異常敏感，帶給自己很大的壓力。

我自從罹患暴食症以後，也深受嚴重的憂鬱症所苦。暴食症發作的那段時期，我還在上班，週一到週五我會努力撐過去，然後一到週五晚上就迫不急待地暴食，如此周而復始。

我的週末在暴食中度過，到了上班前的週日晚上就覺得很痛苦。一整個週末瘋狂地暴食，到了禮拜一，我的臉一定很腫，我滿腦子想著該怎麼避開大家的目光，不想被人發現自己的臉很腫。

此外，為了隱藏因暴食變重的身體和憂鬱的情緒，我假裝自己什麼煩惱都沒有，跟「一般人」沒兩樣，這也讓我非常痛苦。如果有人說我變胖了，我就盡可能自然且老神在在地回：「對吧？我該減重了。」但我的內心卻感到崩潰。他們不知道我像個怪物般暴食，然後又每天拚命減重，我感覺自己一直戴著面具。

某個禮拜一早上，我正準備上班，卻突然忍不住放聲大哭。我覺得不正常的自己試圖混進群體裡假裝正常人真的很吃力，我認為自己無法再過平常的生活，因此決定離職。

暴食症最殘酷的一面，就是因暴食症引發的憂鬱、孤單、壓力，最終又導致暴食症加劇，陷入永無止境的循環。

12 暴食和減重無法共存

深受暴食症所苦的時期，我為了克服暴食症搜尋了許多資訊。我看了相關書籍，也上各大網站搜尋，但只找到「要愛惜自己」、「照顧自己的情緒」等抽象的說詞，對我沒有實質的幫助。

我找不到可以立刻實踐的具體做法而感到煩悶，我想現在受暴食症所苦的人，可能也跟過去的我一樣。我了解你很想要快點克服暴食的心情，但在提出具體的方法之前，我希望你先認清兩件事情。

一、罹患暴食症並不是你的錯。

一位會員跟我說：「老師，我明明已經很飽了，卻還是一直想吃，覺得自己很沒用。就連現在這一刻，我也很想吃麵包，我真的很討厭暴食後後悔的自己。」

沒經歷過暴食症的人，只覺得暴食症是無法忍耐想吃的慾望。受到周遭視線的影響，深受暴食症所苦的人也很容易自責，覺得自己很沒用。但我可以跟你保證，暴食症不是你的錯。不是「意志力」的問題，而是「錯誤的減重方式造成食慾失調的問題」。

我希望你不要再把錯全部歸咎於自己，我希望你能想成「因為錯誤的減重方式，我的抑制食慾訊號暫時發生Lag」。你不需要責怪自己，因為不是你的錯。

二、暴食症和減重絕對不能並存。

曾有會員跟我分享：「我覺得暴食症很煩，很想快點擺脫，但一直有想要變瘦的慾望，因此暴食後就會繼續減重。我真的很想擺脫暴食症，卻也無法放棄想要變瘦的想法。」

很多罹患暴食症的人，應該都有相同的感受。暴食症本就來自於想要擁有纖瘦身材而採取極端減重方式的副作用，因此即使罹患暴食症，也還是會有想要變瘦的慾望。

很難擺脫暴食症的第一個理由，就是即使罹患暴食症依然想要減重。暴食症患者想要成功減重必須藉由以下過程。

擺脫暴食症↓長期維持正常飲食習慣↓漸漸謹慎地開始健康減重

為了減重成功，首先要做到的，就是擺脫暴食症。

這個過程需要長期投入和努力。一旦罹患暴食症，即使沒有特別的理由也隨時可能再次發作，因此必須長期（一年以上）維持正常的飲食習慣，先要可以控制自己，正確地認識自己的慾望，得以消除和調節食慾之後，再很謹慎地進行可以持續一輩子的健康減重。

不過很多人為了快速減重，通常會省略中間的階段直接開始減重，因此無法擺脫沒有根治的暴食症。

過去的我罹患暴食症，也無法放棄擁有纖瘦身材的夢想，一年來重複著原地踏步的減重方式。結果可想而知，我連一公斤都沒瘦下來，而且越來越嚴重的暴食和持續失敗的減重，讓我的自信心跌到谷底。

暴食症是因為長期壓抑對食物的渴望造成的飲食障礙，因此要改變用餐習慣，變得跟一般人一樣，才能克服暴食症。

你必須練習不迴避某些食物，規律地「正常用餐」，但「想要變瘦的慾望」會妨礙你克服暴食症。回到正常飲食習慣的過程中，害怕變胖的不安將導致你慣性地嘗試減重，暴食慾望就會再次發作，像樂譜上的反覆記號般，陷入暴食症的輪迴。

只要有暴食症，減重就絕對無法成功，因此必須先擺脫暴食症。其實只要克服暴食症，多多少少就會自然瘦下來，等暴食症完全根治後，再慢慢減重就好了。

世界上沒有暴食症患者能成功減重，就像過去的我一樣，希望大家不要浪費寶貴的時間挑戰不可能的事情。

13 擺脫暴食症的四個步驟

了解上一章說的兩件事後，就可以邁出擺脫暴食症的第一步。

一、不要限制自己能吃的食物。

恢復正常食慾的第一步是不要限制自己能吃的食物，麻辣燙、炸雞、湯飯、披薩、漢堡、辣炒年糕，什麼都可以。如果有想吃的東西就不要忍耐、不要拖延，立刻去吃。

可能有人看到第一點會有所抗拒，因為毫無限制地吃自己想吃的食物會變胖。可是不妨先聽聽我接下來說的話，你可能會改變想法。

前面我也強調過，暴食症是因為限制和壓抑食慾而產生的問題，因此為了克服暴食症，必須釋放壓抑的食慾。簡單地說，就是必須滿足想吃的慾望，才能解決暴食症這個怪物。

我舉一個例子。

「麵包」是暴食症發作時很常選擇的食物，在我經歷暴食症的時期也一直折磨著我。通常一開始減重就會限制自己不吃麵包，一想到不能吃，想吃的慾望就變得更加強烈。越是忍耐，就越常浮現在腦海中，最後甚至覺得麵包是某種獨一無二的食物。

如果要一個暴食症患者一天三餐都吃大量的麵包會怎麼樣？一個月早、中、晚餐都只能吃麵包，再怎麼嚴重暴食的人，整整一個月三餐都吃麵包的話，以後光是看到麵包就想吐，別提要大吃麵包，可能連碰都不想碰。

「不能吃」的想法，讓某樣食物變得不吃不可。倘若大腦認知到在日常生活中隨時吃得到，就不會覺得某樣食物很特別了。

忽然要你吃披薩、炸雞、麻辣燙、漢堡等，平時怕胖而不敢吃的食物，可能會讓你有點害怕，但我希望你能鼓起勇氣嘗試。第一次很難，但嘗試幾次後，你就會發現其實沒有想像中困難。

你會了解到自己總是渴望的食物，其實沒那麼特別，也沒有想像中好吃，就可以自然而然減少食物占據腦海的時間。等你可以用平常心看待食物後，不論看到什麼食物，都不會產生不正常暴食的慾望了。

在不限制自己進食的過程中，初期腦海裡可能會不斷冒出想吃的食物。昨天晚上吃了好吃的東西，但早上起來又立刻想吃其他的。沒關係，這很正常，你過去壓抑食慾那麼久，不可能一天就消除你對食物的渴望。

你就盡情去吃你想吃的各種食物，告訴自己「我可以隨時吃自己想吃的」。

在這個過程中，最難熬的是因為正常進食，體重會暫時增加，發胖的壓力讓你陷入該不該減重的煩惱。

原本不正常的飲食習慣回歸正常，當然有可能暫時變胖。但這只是「暫時」的現象，透過練習、穩定食慾之後，原本因暴食造成的肥胖會自然消失。我剛開始隨心所欲吃東西的時候，也覺得自己好像有點變胖了，但我不斷安慰自己：「這是我把身體變正常的過程。」

變胖只是暫時而已，只要撐過這個階段，就能擺脫暴食，過正常的生活。我希望大家記住，如果害怕暫時變胖，就會因為永無止境的暴食變得更胖。

二、刪除腦中「減重」的想法。

罹患暴食症或無法克服暴食症的原因，都在於減重。為了擺脫暴食症，必須停止做任何跟減重有關的事情。

長期反覆減重的人，腦中充斥著各種減重資訊，連小小的習慣也可能和減重有關。舉例來說：絕對不碰白米飯，以蒟蒻飯、糙米飯替代，每次只吃半碗；一天勉強自己喝兩公升的水；每天量體重；家中可能堆滿各種減重保健食品。那些必須全部丟掉，要把跟減重相關的一切從腦海中刪除。

當你看到食物的瞬間，腦中會自然浮現卡路里和營養成分嗎？浮現這個食物是不是容易發胖的食物嗎？請練習從腦中刪除這個想法。

一開始真的很難，我也跟你一樣。某次我去吃韓式套餐，看著餐桌上的料理，腦中冒出這樣的想法：「一碗飯是三百卡路里，再加上熱湯和無數小菜，還有炸物，最後會吃下多少卡路里呢？」我不自覺地在腦中計算。然而當我意識到「我又開始想減重的事了」，就立刻中斷自己的想法，然後鼓起勇氣吃下去。

用「挑戰」來形容應該更合適，我故意去吃過去減重時根本不敢碰的食物，一步一步努力擺脫既有的減重常識和慣性，回到平常的用餐習慣。

一直強迫自己減重的人，一旦不減重（發胖），就會覺得彷彿天要塌下來了。不過就算真的不減重，其實也沒有那麼嚴重。過去的我為了克服暴食症而放棄減重，原本非常擔心，要是一直不斷吃下去，感覺會胖到一百公斤。

然而就像不容易瘦下來一樣，其實人也沒有那麼容易變胖。就算不減重，也不會突然胖二三十公斤，我反而因為暴食症狀消失而自然變瘦。

如果你無法放棄減重，陷入永無止境的循環，就可能像你擔心的那樣變胖。因為我們都知道，暴食不是吃一般的量。

你要完全脫離減重帶來的壓力，才能正常進食，所以我們要練習一步一步遠離束縛自己的減重。

三、刻意改變環境。

暴食症發作的時候，就像是把自己關進自己打造的洞穴，裡面什麼都看不到，只有減重和食物。脫離那個洞穴沒那麼容易，所以最好刻意改變環境。

你不能獨處，要刻意和別人見面，不要自己一個人陷入負面的想法，必須盡量混入人群。你要把焦點放在食物以外的事情，才能讓暴食的慾望漸漸消失，但自然地轉移焦點沒那麼容易，所以要刻意把自己丟入不同的環境。

與許多人見面的場合更好，你要盡可能讓自己忙碌，如果很難說忙就忙，那你可以去打工、去補習班，甚至常常約朋友見面。把自己獨處的時間降低，盡量和別人相處。

你可能想要獨處，即使不幸福，但一個人比較輕鬆。你可能不想和別人見面，但你必須刻意安排無法推掉的約會，把自己推出家門。

一開始就算改變環境，你也無法百分之百避開減重和想吃的念頭，甚至有可能面臨之前不曾有過的壓力，也可能會生氣，但不論是什麼樣的刺激與情緒，都比自己反覆暴食感受到的更多。你最好面對各種情境，分散腦袋裡只聚焦在減重上的念頭。

以我個人的經驗來說，暴食症發作的時期，我的生活模式真的是最適合暴食的狀態了。後來我因為反覆暴食，擔心永遠無法擺脫，所以決定從家裡搬出去住。

我從來沒有一個人獨自生活過，搬進考試院[3]之後才發現，天啊！除了呼吸之

3 韓國專門租給考生的雅房。

外全都要花錢。因此自然而然地全副心思都集中在如何省錢，為了適應陌生的環境和生活，我終於擺脫聚焦在食物上的思緒。回顧那段日子，多虧那個環境讓我優先思考「生存」，才能擺脫滿腦子想吃的慾望。

我分享這件事，不是叫你為了克服暴食症而離開家，但像這樣天外飛來、有點誇張的行為都是好的。不論用什麼方式，鼓起勇氣付諸行動，改變環境對擺脫暴食症有很大的幫助。

四、和別人一起用餐。

暴食症患者大部分都是自己一個人暴食，因為可以不用在意別人的臉色大吃大喝。所以為了改善暴食症，和別人一起用餐很有幫助，請找沒有暴食症的朋友或家人一起用餐。

剛開始你會覺得不太自在，你還想再吃，但別人已經吃飽了，感覺只有自己不正常。不過你必須持續刻意和別人一起用餐，等於是借助有正常飲食習慣的人控制自己。你就當作是學習一般人怎麼吃飯，一直到自己也能正常用餐為止。

持續一個禮拜、兩個禮拜、一個月、兩個月、三個月，你一定會有所改變。你會不知不覺回到減重之前，正常用餐的狀態。

14 沒有立刻痊癒的魔法之藥

因為暴食症太痛苦，甚至曾經想過要不要吃食慾抑制劑？

應該不少人會覺得被說中而嚇一跳吧。因為我也曾經為了擺脫暴食，認真地考慮是否要吃食慾抑制劑。

我為了治好暴食症到處找尋各種方法，當我得知有食慾抑制劑這種東西的那一刻，就像是在黑暗中看到一絲光芒，感覺因為暴食症長出來的肉，只要吃了食慾抑制劑就能全部消失。果真如此嗎？

我開辦減重課程之後，常常遇到服用食慾抑制劑的會員，他們一旦停止服用食慾抑制劑，食慾就會瘋狂反撲，造成嚴重的溜溜球效應。他們接觸食慾抑制劑的動機大多很類似：認為先用食慾抑制劑控制住食慾來減重，然後再回歸正常飲食維持體重就好了。很可惜，現實往往沒有那麼美好。

食慾抑制劑因各種副作用而惡名昭彰，長期服用還可能產生抗藥性。**食慾抑制劑就如同其藥名，只能抑制並不能消除食慾**。想像一下，當你停用食慾抑制劑後，過去壓抑的食慾將如何像滾雪球一般反撲。

食慾抑制劑無法成為根本的解決之道，我不希望大家為了走捷徑，反而繞了更遠的路。如果用食慾抑制劑可以瘦下來，那麼世界上就沒有人為減重煩惱了。

沒有什麼可以像魔法一般讓暴食症瞬間消失。在你自我治療暴食症的過程中，即使持續正常用餐，有時暴食症仍會無預警地突然發作，把你推入恐懼之中。明明一直好好的，怎麼會突然暴食呢？你覺得一直以來的努力都化為烏有，不禁感到絕望。但我想告訴你，**沒有人能一口氣治好暴食症**。兩天發作一次的暴食症狀，漸漸減少為一週一次、兩週一次、一個月一次。暴食症發作的週期將會拉長，最後消失，所以，**即使暴食症再次發作，也不要太害怕，這是你變得越來越好的過程**。

克服暴食症最重要的是鼓起勇氣踏出一步，雖然聽起來最終還是要靠自己，但若你築起高牆，一個人躲在裡面，每天重複相同的生活，暴食症就完全沒有機會好轉；**如果你不改變，就什麼事都不會發生**。

我希望你能鼓起勇氣做點什麼，將來你一定會感謝自己。希望你漸漸能跟一般人一樣平凡地用餐，你絕對有資格獲得幸福。

15 不要再哭著跳繩了

我過去曾經在暴食後哭著跳繩，可能變胖的恐懼，讓我立下「跳一千下」這種不切實際的目標，認為這樣應該可以消耗掉剛剛吃下去的熱量。只因為立下這種目標，就感覺自己不會變胖。

我拿著跳繩走到外面，然而說起來很容易，實際上怎麼可能跳一千下？我最後勉強跳了三百下。我一次又一次地努力跳繩，最終卻流著眼淚放棄了。我又失敗了，只能再次陷入自責。

回顧這段時間，我在暴食後勉強自己跳繩，不但對擺脫暴食症毫無幫助，反而因為失敗，打擊了自信心。減重失敗、忍耐食慾失敗、運動也失敗，「我是魯蛇」的想法把自己推入深淵。暴食症往往伴隨著憂鬱和無力感，因此不論再怎麼想要掙脫，都只會越陷越深。

「克服暴食症的方法」和「變幸福的方法」很類似。你一定覺得我怎麼突然沒來由地提起幸福吧？請姑且聽我說說。

任何人都想要變得幸福，所以各種書籍、專欄、電視節目經常談論幸福的主題。其中提到變幸福的方法，不外乎「培養興趣」、「和喜歡的人一起度過」、「放下擔憂，變得從容」等。

那麼按照這些方法去做，我的人生就能「立刻」變得幸福嗎？就算念了「我要變幸福，我絕對要變幸福」的咒語，不幸福的我隔天就能變幸福嗎？我想大家都知道不可能。

暴食症也是一樣的，就算大喊「我從明天開始不再暴食」，暴食症也不會立刻消失。長期由於各種複雜因素引發的暴食症，無法一天治癒，必須長時間持續練習一般人的用餐習慣，努力把身體變回原本的狀態。

在這個過程中，不需要因為暴食症沒有立刻消失而感到不安。就像「每天一點一滴累積，造就幸福的我」一樣，每天持續正常的飲食習慣，日積月累的努力就能帶來克服暴食症的結果。**而且你不需要每一天都很完美，偶爾崩潰也無妨，隔天再繼續努力就可以了。**長遠來看，暫時的脫軌只是漫長過程的一部分，不算是完全失敗。

暴食症發作的時候，我以為暴食症永遠不會結束。每一天都覺得很不幸，眼前只看到黑暗，認為未來也只會繼續過著不幸的生活。不過最終那些日子都過去了，日積月累的努力，讓我恢復正常的生活，幸福的日子超越那些不幸福的日子，回到我的生命裡。

聽說人天生具有療癒自己的本能。「希望明天比今天更好一些」，只要有那一點點的期盼就夠了。**一天比一天更好，一天比一天更好，就能讓暴食症消失，最終一切都會過去，暴食症永遠不會再找上你。**

今天一定也有痛苦地和暴食症抗爭的人，我可以很有自信地告訴這些人，痛苦最終都會過去，幸福的時光會再次回到你的生命裡。

Part 3

總不能一輩子只吃雞胸肉

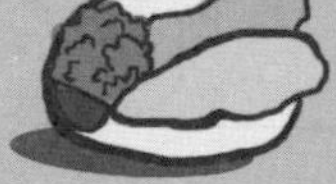

16 沒有所有人適用的減重方法

「保證兩週瘦五公斤，沒瘦全額退費！」、「藝人減重法，非業配低碳高脂菜單」、「成功排毒減重心得」、「吃這個就能瘦！」、「公開當紅女團減掉二十公斤的菜單」、「一個月瘦十斤的生活習慣！」

只要在網路搜尋欄位打上「減重」，就會冒出一堆這樣的資訊，大家可能都不陌生，這些聳動的標題，足以打動真的很想減重的人。

排毒減重法、中藥減重法、單一食物減重法、喝水減重法、丹麥減重法、間歇性斷食、低碳高脂菜單等，任何減重過的人，應該都嘗試過上述其中一種方法。

不過這些真的是正確的減重方法嗎？如果減重真的像這些標題一樣容易，為什麼還有那麼多人減重失敗，甚至為了復胖而感到痛苦呢？還有這些聳動的標題，為什麼越來越多呢？

知名當紅健身模特兒參加健身比賽，展示傲人的身材；知名偶像瘦下十公斤後，以完全不同的面貌回歸；追蹤的知名YouTuber上傳「吃大餐後立刻控制飲食瘦回來」的生活模式，播出兩週瘦下八公斤的影片。

你看著那些訊息，忍不住想「天啊！太厲害了！」以及「那我還等什麼？」。某位演員說兩個月沒碰碳水化合物，只吃雞胸肉；某個當紅偶像說三週只喝水；某個健身模特兒說一天運動三小時。拿他們跟自己比較，既羨慕又覺得自己不爭氣，同時萌生「我也想變得跟他們一樣」的想法。

首先必須認清一點，我們既不是健身模特兒，也不是偶像、藝人和知名YouTuber。他們因為職業的緣故，必須澈底用輕斷食菜單和高強度運動打造自己的身材，因為那是維生的手段，才能那樣投資時間和金錢，我們和他們的情況不同。

但這不代表我們不能擁有跟他們一樣很棒的身材。我們當然也有條件和資格擁有人人稱羨的身材，只是不能像他們一樣「短時間」內做到。

上班族有時間早起做酪梨三明治嗎？可以在固定的時間吃雞胸肉、地瓜菜單嗎？學生請得起昂貴的私人健身教練，一天運動三小時嗎？日夜輪班的護士在凌晨五點可以做空腹有氧運動嗎？高中教師可以一整天只喝水教課嗎？

我們沒有那樣的時間、條件和環境；我們有各自的職業、生活以及作息。

有人早上很早就要出門上班；有人在大多數人下班之後才上班；有人可能連個早餐都不能好好吃，就要展開忙碌的一天。

每個人的身體狀態可能天差地遠，某人可能是重度肥胖，因此為了健康必須減重；某人雖然是正常體重，但為了讓自己看起來更苗條而減重；也有人因為反覆減重罹患飲食障礙症（暴食症）。

每個人的飲食和運動習慣也不一樣。有人比起吃飯，更喜歡吃蛋糕、餅乾、巧克力等甜食；有人一天什麼都不吃，等下班後用暴食紓解壓力；有人因過重問題，只要走一下就氣喘吁吁、膝蓋疼痛；有人從小喜歡運動，一天運動兩個小時也沒問題。

每個人的飲食習慣、運動習慣、生活習慣、作息規律、身心狀態都不同，因此絕對沒有所有人適用的減重方法。

強調只有一種減重方式，就像是把一個拼圖硬塞進不對的位置，即使勉強放進去，那塊拼圖也可能會破裂或變形。

同樣的道理，我們不能盲目地仿效某人的減重方式，那樣只會讓我們的身體像拼圖一樣破裂或變形。運氣好會導致復胖，運氣不好可能罹患飲食障礙症。因此我們要找出適合自己的身體和生活習慣的減重方式，要採取「只適合我，專屬於我」的減重方法。

17 你可以一輩子只吃雞胸肉嗎？

只要是曾經嘗試過減重的人，問他減重菜單有什麼，一定少不了雞胸肉和地瓜。減重菜單＝雞胸肉和地瓜，幾乎可以說是減重的公式。

其實以雞胸肉和地瓜為主的菜單，是健美選手在比賽前為了降低體重而吃的。他們為了在比賽中拿到好成績，甚至會調節身體的水分，盡可能變輕，像是把身體擰乾的感覺。健美選手的減重菜單能在視覺上帶來很好的效果，因此不少健身教練也會推薦給一般人，甚至變成基本菜單。

我不是指雞胸肉和地瓜不好，雞胸肉的蛋白質很豐富，地瓜也是很好的碳水化合物，可是雞胸肉和地瓜對減重的意義不大。

為什麼？**因為我們無法一輩子只吃雞胸肉和地瓜**。

很多人開始減重後，用雞胸肉和地瓜維持最基本的生理機能，把進食量降到最低。一邊吃雞胸肉和地瓜，一邊用熊熊燃燒的鬥志減重。但是，瘦下來之後，你打算怎麼維持呢？

人的身體真的很誠實，少吃多動就會瘦，多吃少動就會胖。所以如果要維持纖瘦的身材，也只能繼續吃雞胸肉和地瓜。

可是，你能一輩子只吃雞胸肉和地瓜嗎？沒有人可以那樣生活。一旦你恢復正常飲食，理所當然地就會胖回來，也就是復胖。有時不僅是回到減重前的狀態，甚至會胖到一倍半以上，可能還要面對不曾有過的飲食障礙。

沒有人只想瘦一陣子就胖回來，因此減重選擇可以吃一輩子的食物比較好。

正常自由地吃一般食物，僅靠調節進食量也能成功瘦下來。請記得，我們不是準備比賽的健美選手。

18 小小的計畫更有效

有人說減重必須持續一輩子，可見維持體重真的很難。又不能一輩子只吃雞胸肉和地瓜……那到底什麼是可以維持一輩子的減重方法呢？

首先，要選擇日常生活中做得到的飲食和運動。因為人生的目的不是減重，所以絕對不能讓減重計畫嚴重影響到生活。

舉例來說好了。

【案例A】每天外食，用喝酒紓解壓力的上班族，決定晚上要餓肚子，不吃外食，也要戒酒。

【案例B】日夜輪班的護士，立下每天空腹做一小時有氧運動的計畫。

【案例C】喜歡吃零食的學生，計畫每天清晨起來準備減重便當後去上學。

這個計畫可以持續多久呢？

就算下定決心減重，人也不可能突然一百八十度大轉變。每個人都有各自的生活習慣，飲食習慣也天差地遠，不可能瞬間戒掉自己的喜好，勉強過日子。

所以需要稍微修正一下上述的減重計畫。

【案例A】每天外食，用喝酒紓解壓力的上班族，決定先減少到每週只喝兩次酒，改以吃美食替代想喝酒的慾望，之後再逐漸減少喝酒的次數。

【案例B】日夜輪班的護士，下班後提前一站下車，走路回家。

【案例C】喜歡吃零食的學生，學校的營養午餐少吃一口飯，試著不喝湯，下課時間努力克制自己不吃零食。

看起來就比第一個計畫的可行性高出許多。

對自己立下的小計畫感到滿足的同時，也能提高成就感和自信心，有助於鼓起勇氣立下更大的計畫。

就算要減重，也不該選擇變化急遽的極端飲食菜單和吃力的運動，而是該一一改掉自己不好的飲食習慣，規律地吃自己想吃的食物，然後練習控制分量。**用日常生活中辦得到的小計畫來逐漸改善才是關鍵。**

雖然聽起來很傷人，但你一天沒吃東西，隔天也不會立刻變瘦。身體絕對不會輕易改變，要長期持續地努力，身體才會有所變化。因此，長期實行也不會造成負擔，可以持之以恆才是最重要的。不是鬥志滿滿地做出短期規劃就行了，而必須是未來不會半途而廢的計畫。

此外，計畫內容要自然地融入日常生活，實行起來不費力，今天、明天、後天都能持續做下去，如此日積月累才能締造「減重成功」的結果。

媒體充斥著短期瘦很多的極端減重方法，因此很多人認為「這樣慢慢減，要到哪一天才能變瘦？」但是，那種聳動的內容，不會告訴你減重後的復胖問題或是副作用。

我敢打包票，與其採用極端的減重方法，不斷反覆失敗，白白浪費時間卻得不到想要的結果，不如採用本章所述的方法，雖然有點慢，但安全抵達想要的目標，最終來說才是最快的方式。

19 因為「不吃」才會胖

我做網路模特兒的那段日子，即使只有四十八公斤，依然認為自己有點胖。當時已經吃得很少且大量運動，所以不知道該怎麼再瘦下去。我最後想出來的方法是「不吃飯」，那時還以為自己獲得什麼了不起的頓悟。

然而我的斷食減重法澈底失敗了，還因此罹患暴食症。當時如果我沒有決定不吃飯，搞不好就不會得暴食症。

對反覆減重的我來說，飯就像是「長肉的炸彈」，所以只吃老鼠屎大小的飯量，晚上卻因為食慾爆發，吃下驚人的量。**怕胖而不吃飯，最後卻攝取了比飯高出好幾倍的熱量**，還真是諷刺。但很奇怪，我就是不太能消除「吃飯會胖」的偏見。

直到我反覆經歷減重失敗，回顧過往的減重方法，才了解變胖的原因其實不是「飯」，而是因為不吃飯而吃下的各種食物。

「與其這樣，乾脆好好吃飯，然後不吃別的，還比較好。」

因此我開始練習規律進食且好好吃飽。神奇的是，我吃飽了之後，明顯不想再吃其他零食。找回穩定的日常生活後，我的暴食症也漸漸平息了。

為了減重而來找我的會員，就像過去的我一樣，很多都認為絕對要避免吃碳水化合物。不過，碳水化合物是人體必需的養分，如果極端限制碳水化合物的攝取量會怎麼樣？身體會渴望不好的碳水化合物，像是麵包、年糕、餅乾之類的。一旦你習慣吃零食，帶來飽足感的賀爾蒙便會減少分泌，於是更想吃其他零食。再加上舌頭愛上刺激的口味，讓你想吃更重口味的零食。**肚子沒有飽足感，又一直感到嘴饞，吃進去的東西沒有營養、熱量卻很高，如此便陷入變胖的惡性循環。**

大部分反覆減重的會員有個共同點，那就是不太吃飯的會員很常吃零食。或者吃飯只吃半碗飯，卻吃下更多配菜。這種「多吃菜、少吃飯」的人，只吃一點點飯，當然不太有飽足感，因而吃下更多配菜。配菜通常不太能引起飽足感，所以經常吃過量。

與其只吃一點點飯，但吃很多配菜，不如乾脆好好吃飯，均衡地吃配菜，吃進去的熱量還比較少。

我再三強調為了可持續進行的減重，一定要吃「飯」。每一餐都規律吃飯，讓自己感到飽足，比較不會想吃零食。只要養成好好吃正餐的習慣，就能逐漸遠離零食，降低嘴饞和貪吃的慾望。

萬一還是對飯感到抗拒，那你不妨換個角度想。

我變胖的理由不是因為吃飯，而是暴食吃下去的其他東西，即零食，才是變胖的罪魁。首先要減少零食才行，不吃飯絕對不是正確的做法。

20 刪除腦袋中所有的減重常識

若你多次反覆減重，對於減重的資訊和常識自然就會變多。尤其是和罹患暴食症的人對話，其知識之豐富，甚至有和專家對談的錯覺。

當初我一頭熱想要減重，根本不等別人告訴我，自己就會去搜尋各種資訊。因此很多減重者不但會比較碳水化合物、蛋白質、糖分的營養成分，還會像專家一樣只要看到食物，腦袋裡就能計算出卡路里。

問題是，減重資訊和常識過多，反而更容易失敗。減重的理論和實際操作完全

是兩回事。

把腦袋裡的減重知識，持續在現實生活中實踐相當困難。因為人不是機器，無法每天計較著碳水化合物、蛋白質、糖分吃東西。

不過因為腦袋裡充斥著許多減重資訊，只要瞄一眼就會自動把食物分成可以吃的和不能吃的，自然對食物產生偏見和罪惡感。最終這些資訊讓減重變得更加困難，還會造成減重強迫症。

我也是不斷反覆減重，幾乎擁有專家等級的知識。最熱衷於減重的時期，就連在超市購買食材也會注意包裝上的營養成分表，確認碳水化合物、蛋白質、糖的含量。就算吃一根香蕉，腦中也會自動浮現有多少卡路里。我那麼清楚又嚴格地遵守這些知識，那我減重成功了嗎？

別提減重了，因為對飲食過度苛求，反而罹患暴食症。我沒有好好看待食物本身，而是看著營養成分表，自動換算卡路里，因此總是想太多。每當我吃下有點不符合標準的食物（糖分偏多或卡路里有點高），就會陷入發胖的恐懼和罪惡感。不用說，我因為減重帶來的強迫觀念，根本無法好好面對食物，享受用餐的樂趣。

那種壓力日積月累下來，讓我變得對食物更加執著。對卡路里錙銖必較，卻又時常暴食吃下驚人的量（有趣的是，暴食的當下，我會故意忽略營養成分表）。

當時的我想不通為什麼別人都能成功減重，我卻辦不到。後來才知道是因為知道太多，讓減重變得更加困難。

如果你也是不斷減重又失敗，最好把自己知道的所有減重資訊全部刪除，想得更單純一點。**以自己的標準，比減重之前吃得少一點、多動一點，這樣就夠了。**

細算自己吃了多少卡路里、碳水化合物和糖分，只會讓減重變得更加混亂和困難。其實沒必要計較那麼多，要記得，我們是人，不是機器。

如果不是暴食、吃很多零食，或是太脫軌就沒有關係，你越是計較細節，減重就變得越困難，也很難在日常生活中堅持下去。

21 世上沒有不該吃的食物

越是禁止，越會激起你想要的慾望，出於反抗的心理，越是叫你不要做越想做，這就是人類。

實際上，韓國教育電視臺（EBS）的《Docuprime》節目，曾經試驗人對禁止事物的渴望。製作單位連續一個禮拜給孩子芒果乾和葡萄乾，孩子可以自由吃芒果乾，但不能吃葡萄乾。一個禮拜之後，孩子對食物的喜好改變了，很明顯地對葡萄乾更感興趣。

「不能吃」這句話激起孩子反抗的心理，強化了想吃葡萄乾的慾望。節目中進行了許多類似的實驗，結果幾乎相同。

減重也是一樣。下定決心明天開始減重，一想到之後無法盡情地吃東西，就會更想吃。心想是最後一頓晚餐，就很可能吃過量。大家一定有過類似的經驗，只要決定減重，就很奇怪地特別想吃東西。想到不能再吃了，基於反抗的心理，就變得更加想吃。

因此減重初期對食物的態度非常重要。**就算吃同樣的食物，根據對待食物的態度，仍會決定你能持續減重，還是半途而廢。**

以烤五花肉為例，假設有A和B兩個人。

A真的很想吃五花肉，所以晚餐吃了很想吃的五花肉，感到幸福和開心。他吃得很飽，為了幫助消化，決定不搭車，花三十分鐘走回家。他適量地享受了好吃的食物，為了幫助消化還散了步，心情變得更好。他決定明天也要吃自己想吃的東西。

B也一樣非常想吃烤五花肉，可是他對於「想吃五花肉」的想法感到不安，好像會毀了減重計畫一般，不過還是忍不住吃了五花肉。他對於吃了會變胖的食物立刻感到後悔，想著：「啊！完蛋了，吃了熱量這麼高的食物……我一定會變胖吧？」他變得焦慮，憂鬱伴隨著壓力席捲而來。既然已經失敗了，他萌生「管他的，只有今天，就吃個夠吧！」的想法，最後不但吃下五花肉，還把過去忍著不吃的零食全都吃下去了。

A和B雖然都吃了五花肉，但他們對待食物的態度，和吃下五花肉的結果完全不同。根據對待食物的態度，對A而言是成功的一天，對B而言卻是失敗的一天。

世上沒有不該吃的食物。吃什麼不重要，吃多少比較重要。不論是什麼食物，只要適量，對減重絕對不成問題。

越在意什麼能吃、什麼不能吃的人，越會偏激地不吃就乾脆一點都不吃，一吃就不理性地吃到過量或暴食，完全失去控制。自己定義「某個食物不能吃」，反而讓自己更想吃那個食物，最後變得沒有辦法「適量」地吃。

如果是長期苦於減重強迫症或暴食症的人，忽然叫他們不要再分能吃和不能吃的食物，其實沒有那麼容易。**我認為比較可行的方式，是更常吃外食。**

剛開始吃外食可能會讓你不太適應，覺得混亂牴觸，因為有「吃外食會變胖」

的偏見。不過請先放下負面的想法，走出去試試看。

如果你沒有付諸行動，對食物的偏執不會自動消失。比起卻步不前，不如抱持著「我正在練習適量吃各種食物」的想法去嘗試外食。用常常吃各種食物的方式，慢慢脫離對食物的偏執。

剛開始你可能比較不能控制，但總有一天你會找到「適量」的感覺。透過練習外出用餐的過程，漸漸打破能吃和不能吃的界線，讓自己的身體了解到沒有不能吃的食物——我可以隨時吃想吃的東西。

Part 4

只要踏出一步就夠了

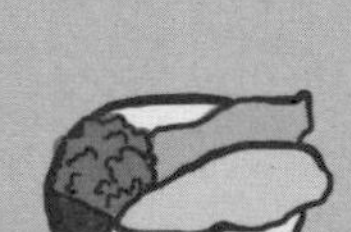

22 一塊巧克力就足以毀了一切

運動很重要，尤其為了維持體力和健康，一定要運動。不過根據你的目的不同，運動有時候也會變成毒藥。

你是否曾經有過「我盡情吃想吃的東西，然後瘋狂運動就好了」的想法呢？我嘗試過各種減重方法，真的一度這麼想過。我很喜歡喝酒和吃宵夜，不太能控制飲食，所以就盡情地大吃大喝，然後做運動做到死。我相信那麼做自然就會變瘦。

不過，如果運動的目的是減重，每天沒花三四個小時運動的話，「只」靠運動真的不太容易瘦下來。我自己實驗過，只靠運動來減重，零食、喝酒和宵夜，完全不忌口，但相對地非常努力運動。

你認為會有什麼結果呢？真的很驚人，我連〇．一公斤都沒有瘦下來。當下我領悟到，**再怎麼努力做運動，沒改掉飲食習慣絕對瘦不下來**。

我個人不太喜歡計算熱量，但為了讓大家容易理解，我就用數字來舉例好了。

假設一個人體重是六十公斤，這個人努力走路一個小時，大約可以消耗二四〇卡的熱量，不過二四〇卡只需要吃一個零食就補回來了。吃一小塊蛋糕是四〇〇卡，喝一杯焦糖瑪奇朵也輕鬆超過二四〇卡。只要吃一塊巧克力，你努力走路一個小時的成果就立刻歸零。

做過運動的人都很清楚，走路一個小時沒有說得那麼容易，不過攝取幾百卡的熱量根本不用幾分鐘。

運動其實不太能燃燒熱量，所以減重時比起運動，調整飲食習慣更重要。不改掉飲食習慣，就算每天運動也沒用。

再加上很難維持運動習慣，一旦把自己吃下的卡路里換算成運動量，你就會陷入「我到底要運動幾小時才夠？」的想法，最終放棄。

我的意思不是要大家減重時不運動，而是如果「減重」是你的目的，其實沒必要堅持做高強度運動。

23 更刺激食慾的高強度運動

為了減重才開始運動的人，其實很少能享受運動的樂趣。我也是開始減重後嘗試做各種運動，沒有一個是我喜歡且投入的。對我來說運動只是為了減重、變瘦的手段，就像是每天必做的功課。

再加上我認為必須做高強度運動、流得滿身大汗才能變瘦，讓我覺得運動又累又無聊。把運動的目的放在減重，每天用眼睛確認體重，滿腦子只有數字。漸漸地強迫自己運動的日子變多了，卻沒有想像中那麼快瘦下來，讓我每天都處在絕望之中。

以結論來說，**高強度的運動其實讓減重變得更困難且痛苦，高強度運動甚至可能刺激食慾。**

一位游泳選手曾在採訪中說過：「我一天訓練六個半小時，攝取一萬五千卡路里的熱量。」成人一天建議攝取熱量，女生是兩千卡，男生是兩千七百卡。一萬五千卡是成人一天建議攝取量的五倍以上。職業運動選手會消耗驚人的熱量，為了補充才吃那麼多。

人體本身有消耗多少能量就補充多少的機制，身體基於恆定性而想要一直維持目前的狀態。如果因為運動提高代謝量，人體就會想要補充相對的能量。意思是，活動量變大，吃的量也會跟著變多。

你一定有夏天戲水的經驗。戲水之後是不是比平常更餓呢？戲水的運動量比平常大，消耗較多熱量，因此身體想要吃進比平常更多的量。爬山也是，爬山之後食慾變得旺盛，會吃下比平時更多的量。

你想要減重才努力做高強度運動，但食慾也會增加，打平你運動消耗的分量，就無法達成目的（雖然有可能透過運動，身體變得健康）。

如果你運動的目的是減重，比起高強度運動，建議你選擇「一小時內的低強度運動」，比較不會刺激食慾。

低強度運動可以促進腎上腺素、生長激素等賀爾蒙分泌，讓血糖升高，這些血糖會供給身體養分，自然降低食慾。

還有比做低強度運動更重要的，那就是你運動的目標不該是減重，而是追求健康。我克服暴食症，結束最後一次減重至今，依然維持運動習慣。我每天把走路當作運動，有空就做瑜珈，或到健身房做肌力訓練。不過現在運動的目的和過去很不一樣，運動已經成為我「安撫情緒」的手段。我透過運動消除負面情緒，充滿活力地度過每一天，打造健康的體魄。

過去運動的目的只有減重，因此執著於眼睛看得到的成果，現在把運動的目的聚焦在健康，如此一來，身體反而自然產生變化。**我不想著減重，一心專注在健康上，所以可以長期持續運動，效果也非常好。**

如果你運動的目的只是想變瘦，要不要試試改變想法，把焦點放在健康呢？比起盲目減重，這樣可以更長期、沒有壓力地持續運動。

24 立下實際的目標，只做最低限度的計畫

剛結束疲累的一天，要你放棄休息的渴望，抽空去運動絕對沒有那麼容易。在身心俱疲的狀態下運動，有時會覺得在奴役自己。

即使平時根本不運動的人，只要開始減重就會到健身房等場所報到，然而大部分人無法持續下去，最後以失敗告終。

藉由獲得小小的成就感和自我滿足，減重才能持續下去。不論做什麼事情，都

要有持之以恆的意志力和自信才不會半途而廢。立下難以實現的運動計畫，只會讓人立刻放棄，別提什麼成就感了，反而會因挫折和失望導致減重失敗，最終甚至失去重新嘗試的動力。

如果你想訂定運動計畫，最好設計平常就做得到的最低限度計畫。不需要立下遠大的目標，只要每天持續做到就好。

減重時絕對不能小看「每天持續」這件事。持續好幾週高強度運動後放棄，和持續六個月每天做低強度運動的結果，有很大的差異。

很多人想到運動，就是去健身房，不過一定要去健身房才能運動嗎？並不是，日常生活中的活動也足以當作運動。

想想自己在日常生活中，有哪些活動可以當作運動。舉例來說，走樓梯到二樓、提前一站下車、幫某個人跑腿、午餐時間散步十五分鐘等，甚至去超市買菜、逛街，也屬於運動的範疇。

生活不該和運動分開，如果一開始就設下宏大的運動計畫，身體很自然會對運動感到抗拒。

運動不是勉強擠出時間去做，而是在每天的日常生活中，堅持多動一點，慢慢增加運動的量。要知道，任何日常的動作都可能成為運動，在一天結束之際，回想今天動了多少並稱讚自己，自然就會有不錯的成效。

25 不要小看走路的力量

我決定最後一次減重的時候，對於如何規劃運動猶豫了一下。因為過去總是在健身房拚命運動，最後卻引發暴食症導致失敗。究竟該怎麼運動成了我最苦惱的事情。

首先，我再沒有信心可以每天去健身房運動兩三個小時，因為有好幾次失敗的經驗，我知道那樣的計畫一定會半途而廢。再加上我本身並不是非常喜歡運動，如果硬要做沒那麼喜歡的事，結果可想而知。所以我一直在想，什麼是不會造成壓力，可以持續一輩子的運動。

「好吧，不要勉強自己運動又半途放棄，與其讓運動變成壓力，不如直接在日常生活中多動就好了。」

下定決心後，我選擇的運動就是「走路」。

一開始我也懷疑走路能有多少運動量，結果效果十分驚人。透過走路，我瘦了十幾公斤。

走路的優點很多，不必去健身房，可以隨時隨地進行，最重要的是，在日常生活中就能實踐。**走路不必改變我的生活作息，所以很容易持續，最終改變了我。**

我每天用 APP 確認自己走了幾步，看著不斷增加的步數，我覺得非常有趣。每天達成目標步數的成就感，更提高了我的動力。

不過走路有一個重點，那就是絕對不能「超出身體可承受的範圍」，亦即不要把目標設定得太高。以我來說，如果把走路的目標設定為每天一萬、兩萬步的話，不要幾天就會因為太累而放棄，沒辦法持續。

剛開始最好把目標設定在自己平均步數的一．五～兩倍左右，建議先下載計步APP，確認自己平常的步數再設定目標。

起初以走去下一個公車站，或是某個地點為目標，但選擇繞遠路，多走五分鐘。如此，來不知不覺間就能輕鬆走到那個目標，然後再漸漸增加走路的量。每天走不到兩千步的人增加到四千步，每天走六千步以上的人就走一萬步，如此一點一點增加步數。

總結來說，最重要的不是走多少步，而是每天持續走完目標步數。如果一開始立下達不到的目標，就會覺得走路這個運動很沉重，因此必須設下不會影響日常生活的最低步數，再漸漸增加。

26 如果運動讓你備感壓力……

這是會員告訴我的事情。

他在上課前的諮商中，告訴我他在運動方面的煩惱。他幾乎試過所有的減重方法，也曾熱衷到每天去健身房運動兩個小時，不過每次減重都以復胖告終。

每次減重都以失敗收場的挫折感，讓他再也沒有運動的自信和意志力。他甚至一想到運動，就覺得很有壓力。

因此我乾脆刪掉運動的環節，解除他的壓力，然後他立刻起了變化，擺脫一定要運動的強迫觀念和壓力，他的心情平靜下來，只不過一個禮拜，他的內心就變得很穩定。拿掉運動的同時，我讓他全力專注在改正錯誤的飲食習慣，因此也漸漸恢復正常的飲食。

更驚人的變化是，隨著時間過去，他看到自己身材的改變，進而獲得了勇氣。原本降到谷底的自信心恢復不少，看得出來他開始享受減重的過程。最後一週他表現出的樣子更讓我感到驚訝，他竟然自己主動走了二十～三十分鐘。我告訴他不需要運動，但他卻漸漸想要嘗試運動。

如果可以享受運動，而且能持續下去，那就太棒了。但不是所有人都喜歡和享受運動，如果基於「一定要運動」的強迫觀念去運動，一旦遇到難關就很容易崩潰。尤其有持續運動的人，只要一天沒運動，就會陷入罪惡感和變胖的不安。時時計算自己攝取的卡路里，用餐前後強迫自己運動的人，會有更嚴重的罪惡感，很容易發展成暴食症。

我完全可以理解會員過去每天努力運動兩個小時的意志力，也可以理解一想到運動就備感壓力的心情。我對運動也曾抱持反感，因為減重本身已經耗費太多能量，要調節飲食習慣，還要運動，會造成很大的負擔。

我建議這類人暫時先放下運動，把焦點放在調整飲食習慣就好。勉強自己運動而承受壓力，絕對無法帶來好的效果。**如果你力不從心，就暫時把運動的壓力放下，從自己做得到的部分開始，從長期來看，是比較好的選擇。**

等飲食習慣稍微穩定下來，再選擇要不要運動也不遲。

Part 5

不要因為無法忍耐而自責

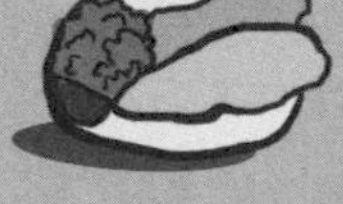

27 我們不是為了減重而活

每個人都有決定減重的契機，有人是為了提高自信，有人是為了盡情穿喜歡的衣服，有人是為了實現夢想，也有人是為了健康，或者單純想要變瘦一點。

我在課程中第一個問的問題就是：「為什麼要減重？」我聽了大家的回答後，發現一個共同點。大部分人減重都是出自外在的因素，亦即對自己的外表不滿意。

我一開始減重的目的也是「改變外表」。看到自己胖胖的樣子大受打擊才決定減重，我鬥志滿滿，發誓要瘦下來，然後從六一．八公斤算是順利地瘦到夢寐以求的四十八公斤。

我瘦下來之後，很多人看到我的變化，稱讚我。我認為當時的自己充滿自信，不過我不久便了解到，那個自信不完全屬於我。

我無法拋開大家喜歡的是「四十八公斤的我」、「很瘦的我」這種想法，我也認為自己必須是四十八公斤，才能在人前充滿自信和展現自我。因此體重只要增加一公斤，我就不安到像是失去一切，導致我執著於減重。

然而，我達成目標體重四十八公斤之後，就失去具體的目標。好不容易瘦下來，讓我眼裡只剩下維持體重和努力趕走食慾。一心只想著變瘦，焦點只放在外在變化的減重過程，真的很不快樂。再加上外表變化帶來的快樂非常短暫，達成目標後的幸福感也漸漸變得沒什麼了。

太過專注於減重，經常導致減重吞噬掉日常生活。就像過度專注在某個特定事情上，很容易放大不好的面向一樣。

假設減重一個禮拜之後體重沒有下降，你就會回顧一週以來吃的菜單和運動情況，變得更加執著於數字。

為什麼瘦不下來？我的菜單是不是有問題？剛剛吃的菜是不是有點鹹？我是不是要再增加運動量？傾盡全副心力，結果卻只執著於數字。最後不只對減重方法感到質疑，也會很負面地一直挑自己的毛病。

我們必須冷靜地思考，自己並不是為了減重而活在世界上的。減重只是人生的一部分，其餘的心力應該分散在別處，但是腦袋已經被減重占據，很多人不知道該怎麼分散注意力。舉凡工作、打工、念書，或是和別人見面、做自己喜歡的事情，你必須刻意營造環境，讓生活除了減重之外，還可以做其他事情。

28 走捷徑只會讓你繞更遠的路

「我兩週後要舉行婚禮，在那之前可以瘦五公斤嗎？」
「不久之後我要穿泳衣，在那之前能瘦下來嗎？」
「一個禮拜後要開同學會，在那之前我想瘦下來。」

我經常聽會員這麼說，為了一個禮拜或是兩三個禮拜後的約會或活動，想要快速減重。

減重失敗的主要原因之一，就是想要快速減重。人一旦感到急切，就想快速看到成果，所以本能地想選擇捷徑。

「這樣吃下去什麼時候才會瘦？我得再減少吃的量，然後增加一小時的運動量。」

如此立下日常生活中難以實現的計畫，結果因為成果不如預期而感到挫折。

這種急切的心情不只對減重沒有幫助，甚至還會消磨意志力，讓自己變得更沮喪。因為已經沒怎麼吃了，再加上大量運動，自然會滿心期待「究竟瘦了多少」。

我經常對會員說：「身體不會瞬間變胖或變瘦，絕對無法短時間減重。」

如果減重那麼容易，這世上應該沒有人需要減重。

如果你持續減重失敗，那可能要好好想一想，你是否用不可能或不切實際的期待折磨自己？

瘦下來絕對需要時間，一開始就先接受減重需要時間的事實，會讓你的心理比較健康，不會期待不切實際的成果。

就像你剪短指甲，想著什麼時候才會長長而每天看著指甲，那你一定會覺得時間過得很慢，指甲怎麼都長不長。但只要停止天天看指甲，不去管它，充實地度過每一天，不知不覺間指甲就長長了。

減重也是相同的道理，整天想著什麼時候會瘦下來，便感覺時間特別漫長，而且感受不到變化。如此一來，減重的過程將變得有點痛苦。

時間無論如何都會流逝，現在這個時刻也一分一秒過去。你可能只想到兩三週後的事情，但一個月後的你也是你，三個月後的你也是你，六個月後的你也是你。一個月、三個月和六個月下來，你的樣子一定會持續改變。

你不期待持續改變的自己嗎？和未來的日子相比，一年的時間不算太長。請記得，每天一點一滴地努力，絕對不會白費，持續累積下去，終究會獲得好的回報。

即使花費的時間有點久，但降低失敗的可能性，朝正確的方向進行，才是最快的路。我們一定會迎接減重成功的時刻，如果透過持續努力創造變化，待那個時刻降臨，你將會體驗到加倍的幸福。

29 沒有所謂完美的一天

我回顧每次減重失敗的理由，問題皆在於太要求完美。我訂定早中晚餐的菜單和運動計畫，只要稍微脫離計畫，就認為那天完蛋了，然後暴走，如此循環往復。

舉例來說，我本來每天按照規定的菜單用餐，只要不小心吃下某人遞給我的零食，就認為那一天很不順。原本想跟平時一樣去健身房運動，但那天剛好健身房休息，我就覺得渾身不對勁，同時也有罪惡感，然後自然浮現下面這個念頭——

「今天完蛋了。既然完蛋了，我就乾脆吃個夠，明天再開始好好減重吧。」

現實生活不會每天按照計畫進行，有時候會突然舉辦重要的聚餐，或者偶爾覺得比平常更餓。

遇到這種情況就一味指責自己、鞭策自己會怎麼樣呢？世上沒有比勉強自己做什麼事更痛苦了。嚴密監控自己引發的壓力，只會妨礙減重，最終導致放棄。但也不能對自己太寬容，任由自己打破減重的界線，容易導致失敗。

重要的是，如何和自己拉扯，這當然非常困難。怎樣算是沒關係，又必須做到什麼程度，找出那把尺真的很不容易。如果不知道該怎麼畫出底線，我建議一個方法，就是在減重計畫中設計屬於自己的大框架。

大框架就是：是不是過得和減重前不一樣。用這個為基準來判斷日常生活中遇到的變數，評斷每一個變數有沒有脫離大框架。

假設每天吃宵夜和喝酒的人決定減重，他的計畫中自然會包含減少宵夜和喝酒。然而如果在朝著目標邁進的途中，公司安排了無法避免的聚餐，他可能就會為此感到壓力倍增。

這時候應該退一步，比較減重之前和現在的飲食習慣和生活模式。減重前每天享受宵夜和喝酒，而現在降低了喝酒和吃零食的次數，努力邁向健康的飲食習慣，自己已經改變不少，並沒有脫離大框架太多，僅此一天，在公司聚餐吃適量的宵夜和喝酒不是太大的問題，因此不必有罪惡感。

過去的我在減重時，一切都必須按照我的計畫實行。沒做到就認為自己的一天白費了，而不完美的負面情緒，我都靠食物來撫慰。

這樣的模式導致我的減重計畫不斷以失敗告終，最後我產生一個想法：如果我減少「完蛋了」之後大量吃下去的高熱量食物，降低計畫失敗而暴走的情況，是不是早就瘦下來了？因為堅持必須「正確又完美地」執行計畫，才會認為「完蛋了」而放棄，如果以「至少能做到」的計畫取代，我的身體是不是就會有所改變？

很多成功減重的人是因為像機器一般，澈底執行自己的減重計畫才成功的嗎？不是，**成功減重者的共通點不是三百六十五天都很完美，而是三百六十五天都堅持沒有放棄**。

我把追求完美的想法拋到腦後，即使設定目標要走一萬步，卻只走了六千步，也稱讚走了六千步的自己；就算吃了過量的食物，也稱讚自己沒有像以前一樣暴食；即使吃下計畫之外的零食，也稱讚自己沒有一下子吃很多，只吃了一個。

努力放掉追求完美的心態，就算減重過程中出現變數，或進行得不太順利，我也不會崩潰而暴走，用「沒什麼大不了」的心情度過每一天，這些「每一天」累積在一起，最終創造了成功的結果。

向著目標奔跑的路上，若是某天突然感到疲累，或因某些變數而無法執行計畫，不妨先想一想自己是否「脫離大框架」。如果沒有，那代表你做得很好。

減重不是重複「做得好」和「做不好」的日子，而是持續「盡力做到」的日子，才能獲得成功。**比起完美，不如把重點放在可以做到的小目標，小目標一個一個累積起來，將變成巨大的成果。**

30 「接受」現在的我

會員問過我一個問題：「秀娟老師反覆減重的時候，有沒有因為身材走樣而喪失意志力，或者感到很有壓力呢？我看到自己的身材會覺得很崩潰。」

回想那時我用盡全力瘦到四十八公斤，後來又復胖到六十公斤，我看著自己的身體卻無法置信。「這不是我，我很苗條，只是暫時胖回來而已。」我不斷這樣否定自己，因為當時我對自己的認知是「苗條的」，認為變胖的我不是我。

但我嘗試的所有減重方法都失敗了，我絲毫不差地遵循規定的菜單和運動計畫，卻連一公斤也瘦不下來。我覺得很委屈，卻不知道要埋怨誰，甚至還恐懼一輩子都無法瘦下來。

接連失敗讓我領悟到：否定和迴避現狀與現在的自己，減重就絕對無法成功。

大家都說不論自己是什麼樣子都要愛自己，不過要我愛「胖胖的自己」真的有點難。我無法愛這樣的自己，所以就算不到「愛」的程度，我決定至少要「接受」。

於是我漸漸放寬自己的標準，就算肉肉的、有點胖，仍努力接受這樣的自己，不迴避現實。不因為變胖了，就立定變瘦之前再也不買衣服，而是買適合當下身材的衣服穿，我努力不再貶低自己的價值。

此外，原本我不想讓人看到我變胖的樣子，而刻意離群索居，但我決定不再迴避，正面看待。變胖了又不是罪，既然變胖了，就坦然接受這樣的自己！因此我不再那麼害怕跟別人見面，我終於也可以過平常的生活。

接受自己，漸漸恢復日常生活之後，我的心情變好了，也有自信了，於是我不禁想：「能不能比現在更好一點？現在我是不是能再試一次？」

減重最重要的不是菜單也不是運動，而是自己的「心」。以否定自己、迴避現實的心減重，就絕對無法成功。即使不滿意現在的樣子，你也要接受現在的自己！**接受自己是減重成功的第一步，必須接受原本的自己才不會操之過急，也能積極地面對減重。**

還有一點，付出的努力只有自己知道，不要受到身邊人的影響。

曾有某個會員跟我訴說他的煩惱。

「老師，我照著老師說的立下符合自己現況的計畫。我沒有吃零食，正常吃適量的食物，進行不會造成壓力的減重。不過公司主管卻對我說，你吃那些怎麼可能變瘦，還問我是不是真的在減重。當我聽到那句話，突然覺得很鬱悶、很有壓力，我自認做得還不錯……我的選擇真的是正確的嗎？」

我這樣回答他。

「那位主管不知道你做了哪些努力也不想知道，他只是根據他看到的隨口說說而已。你繼續照著自己的步調進行，隨著時間過去，你的身體會持續產生變化。相信自己，不要管別人的話和標準，你只要相信自己就好了，你做得很好。」

後來那位會員按照自己的步調持續堅持下去，一年後成功瘦了十公斤。

每個人都有自己的步調，按照自己的步調前進，在這個過程中，別人不知道你有多努力，你大可忽視，不必在意，自己的努力只有自己知道。

31 做當下可以做的事情

你不知道暴食症什麼時候會發作，可能是路過咖啡店的櫥窗，看到自己的樣子而發作，也可能是突然聞到麵包香，或者是某人無心傳給你的訊息。

暴食症發作的過程非常痛苦，吃著東西卻不覺得幸福，且無法停止進食。再加上一旦開始暴食，內心深處便會湧現不安與混亂，重複著沒有人知道，也不能被別人知道的行為，因為覺得自己很羞恥。

暴食後覺得自己彷彿站在看不到盡頭的隧道裡，或是待在永遠走不出去的洞穴裡。「我一輩子無法擺脫暴食，我吃了這麼多，將來還會胖多少呢？」不斷冒出負面的想法，讓自己的視野變得狹窄，陷入絕望。

不但對失敗的自己感到失望，還有無法消化、飽到脹痛的胃，以及對變胖的恐懼、壓力和憂鬱同時席捲而來，最後甚至會厭惡自己。

這種情況下，任何建議都幫不上忙。想要努力讓自己恢復平靜卻無法驅散憂鬱的情緒，就像在黑色水彩裡不論混入亮黃色或藍色，也無法讓黑色變得明亮。

這時**不要努力把負面的情緒轉為正面，試著做些可以身體力行的事**，例如洗澡、唱歌或散步、打掃等，讓身體動一動。如果不想動，也可以看個電影或搞笑節目。透過做某些事情，阻斷你不斷冒出的負面想法。

不管做什麼都可以，雖然暴食帶來的憂鬱不會因你做了這些事立刻消失，但透過這些行為至少可以減少一點消磨自己的負面想法。

如果一次就擺脫暴食症當然很好，但努力的過程中就算偶爾暴食症發作，你所做的努力也不會化為烏有。過去的努力不會歸零，依然持續累積。你暴食一次不代表毀了一切，你認為完蛋了自暴自棄，才會真正毀了一切。

有時候感到憂鬱，睡一覺起來就會覺得好多了。你不妨把該做的事情做完，比平時更早入睡，然後像什麼都沒發生一般，一如往常地迎接明天。

總結

不再暴食！
七階段完成人生最後一次減重

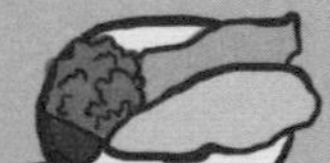

【第一階段】

訂定一年時間減重，不要抱持不切實際的期待

就像人際關係或金錢一樣，越是急於追求，反而離你越遠，減重也是急於追求結果，反而離成功更遠。

為了成功減重，請試著盡可能把期待降到最低。這是一種策略，為了讓未來持續減重的自己，不要再感到失望，不要讓自己陷入沮喪或崩潰的策略。

你不是某天早上突然變胖的，而是經過一段時間慢慢變胖，那麼瘦下來也需要一定的時間。所以減重初期，比起否認這個理所當然的道理，不如好好接受，不要抱持短期內瘦下來的幻想。遠離不切實際的期待帶來的挫折感，才能保護自己。比

起只聚焦在變瘦，不如把焦點放在養成健康的生活習慣。

不抱持過度的期待開始減重，你在減重過程中，心態反而不容易動搖；不抱持太大的希望默默度過每一天，自然就會得到你所渴望的身體改變。

減重期建議約一年，時間拉得越長，你越不會在過程中感到焦急。或許有人覺得一年太久，但要記得，這是人生最後一次減重，與其在未來的日子裡像是樂譜上的反覆記號般不停重複減重，不如花一年時間好好養成習慣，在沒有壓力的情況下，替減重畫下句點。一年絕對沒有那麼漫長。

而在這一年裡，需要三百六十五天時時與減重搏鬥嗎？不用。接下來我要說的減重方式是吃自己想吃的食物，且適當地做一點運動，跟你之前做過的減重方法相比，一點都不會累，反而很快樂。隨著時間過去，你甚至會忘記自己在減重。

【第二階段】
找出讓你發胖的習慣

在正式開始減重之前，最重要的第一步，就是仔細想一想自己為什麼會變胖。

好好回顧一下自己的飲食習慣和生活習慣。你是不是喜歡喝酒？常吃零食？飯後吃甜點？或是吃了宵夜後立刻睡覺？

長期養成的習慣中，一定有讓自己變胖的原因。**知道自己為什麼變胖，和不知道自己為什麼變胖，對減重的影響差異很大。**

請在下列清單中，勾選出自己長期養成的習慣。

□ 用餐時間不固定。
□ 比起吃飯，更喜歡吃麵包或吃麵。
□ 很常喝酒。
□ 經常自己一個人吃飯。
□ 深夜吃零食。
□ 肚子餓時吃很多，不餓時不吃。
□ 吃飯很快。
□ 用食物紓解壓力。
□ 就算距離很近也不想走路。
□ 重複斷食和暴食。

□睡覺之前吃東西。

□如果眼前有食物，即使不餓也會吃。

了解自己發胖的原因之後，第一個目標就是去除那個因素。不過，不要奢望能立刻去除長時間養成的錯誤飲食習慣，而是要循序漸進地改變。

如果你原本一週喝二～三次酒，就減少到一週一次；如果你比起吃飯更喜歡吃麵包，就設定一天至少有一餐吃飯；從來不運動的人，就以一天至少走二十分鐘為目標。

【第三階段】

照常吃三餐

接下來要談談該怎麼吃食物，怎麼沒有壓力地持續減重。

首先，**菜單就選擇自己想吃的，照常吃三餐**。照常吃究竟要吃什麼呢？

反覆減重的人，聽到照常吃三餐，可能會想到以半碗五穀雜糧飯、煎豆腐和炒蔬菜等為主的減重料理。但我說的照常吃，真的就是照一般人的菜單來吃飯。泡菜炒飯、烤五花肉、辣炒豬肉、咖哩、炸醬麵等，大家都會吃的食物。如果你還是不太清楚，想想國高中時期吃的營養午餐，會比較容易理解。

不需要多正式或豪華，一碗飯配上幾樣配菜就是普通的一餐，甚至一碗飯簡單地配個泡菜、海苔和香腸，也算是一餐。

如果你想不到要吃什麼，比起吃麵食或麵包，不如吃韓食（飯配上小菜），理由是有飽足感。麵食不容易產生飽足感，很容易又覺得餓了，但吃飯的飽足感維持得比較久一點。

雖然我建議你想不到要吃什麼就吃飯類，但不代表不能吃麵或麵包。如果你想要吃麵食，就儘管去吃。

你可以平時盡量以飯類為主，想吃麵、披薩、漢堡等食物也不要迴避，就當作一餐來吃。雖然麵食沒有飯食來得有飽足感，但吃了想吃的食物，心裡感到滿足，那樣就夠了。

不要刻意不吃自己想吃的食物，才是長期實行減重計畫的關鍵。你不對食物留下遺憾，才不會貪吃或爆發無法控制的渴望。因此，不要抱持罪惡感，盡情吃吧！

【第四階段】找出自己的一人份

這個階段要找出自己的「一人份」。**不論吃什麼，重點都不在於種類而是分量。你要把每一餐的目標放在「一人份」。**

那麼一人份的基準是什麼呢？按照字面上的意思就是吃「一個人的分量」。一人份究竟是多少，其實沒有一個標準，因人而異，所以很多人不知道自己的一人份是多少。

不論去哪一間餐廳，都不會標示一人份的量是多少，尤其跟很多人一起用餐的場合，一人份的基準變得更模糊，因此你必須訂出自己的「一人份」。

我建議用一碗飯為基準，想像一般餐廳供應的一碗飯，再配合飯的量吃菜。且依餐後的飽足感而定，如果覺得肚子很撐、很不舒服，或是身體很重、昏昏欲睡都不行，建議是吃完飯後有種開心的飽足感。

如此依然很難找出「一人份」的話，不妨去餐廳點一人份的餐點，例如：烤肉飯、辣炒豬肉飯，或是泡菜炒飯、蝦仁炒飯等，還有咖哩飯、豬排飯等，也可以。

切記不要為了找出準確的一人份，去量幾公克的飯或是使用減重餐盤等強迫自己怎麼做，沒有人可以一輩子測量自己吃了多少公克。

在找尋「一人份」的過程中，你也可能會吃過量。我有時能遵守計畫，有時也會吃太多。不過就算偶爾幾次吃過量，天也不會塌下來或是立刻變胖，所以絕對不要有罪惡感或覺得挫折，這不過是找尋「一人份」的必經之路。

就算每餐有些許誤差也無所謂，你只要持續正常用餐，感受自己吃多少就覺得飽了比較重要。

【第五階段】好好吃晚餐

有人會吃早餐，有人不吃。如果要很早起床，距離午餐還有點久，就建議你吃點水果、優格、堅果等簡單天然的食物。不過如果你原本就沒有習慣吃早餐，也不必勉強。

比早餐更重要的是午餐，比午餐更重要的是晚餐。

午餐和晚餐要在固定時間，規律地吃一人份。通常提到減重，很多人都說要跳過晚餐，但我認為好好吃晚餐很重要，為什麼呢？我強調要吃晚餐是有理由的。

我減重的時候特別抗拒吃晚餐，對晚上六點以後進食有偏見，不論什麼情況都要在六點以前把飯吃完。問題是，六點以前吃完飯，會讓我無法抵抗睡前的飢餓感，常常忍不住吃宵夜。結果我不是因為吃晚餐變胖，而是不吃晚餐或吃得太少，導致深夜暴食症發作吃一大堆宵夜才變胖的。所以倒不如晚一點吃晚餐，到睡前都不覺得餓，可能還比較好。

晚餐盡可能晚點吃，並好好吃飽（只須在睡前四小時吃完），睡覺之前就不會感到飢餓，才能明顯減少睡前吃下其他食物的情況（自然能改掉吃宵夜的習慣），也就是用飽足的晚餐來預防自己睡前吃其他食物。

還是不太能欣然接受吃晚餐的人，不妨試試看吃完晚餐後走路二十～三十分鐘。吃完飯後散步不但可以幫助消化，舒緩飽腹感，也可稍微緩解你的罪惡感。

【第六階段】
遠離零食

可能有人覺得照常吃三餐來減重，是不是太容易了？其實還有一個重點，那就是「只能吃三餐」。你得克制除了正餐以外的食物，亦即零食。

巧克力、蛋糕、馬卡龍、餅乾、冰淇淋等零食，大部分都是糖做成的，熱量很高卻沒有營養，也無法產生飽足感。

應該沒有人吃一塊巧克力就覺得飽了吧，因為沒有飽足感，吃零食會在不知不覺間攝取比正餐更多的熱量。

遠離零食最大的理由在於長期吃零食，舌頭會習慣較重的甜味，漸漸渴望更強烈的甜味。不僅不容易吃飽，還會越吃越上癮，忍不住找尋更甜的零食，陷入惡性循環。

零食是萬惡淵藪。

為了避免吃零食，你必須持續好好吃三餐。不過，就算一個禮拜都好好吃正餐，想吃零食的慾望也不會立刻消失，你必須持續六個月以上，想吃零食的慾望才會漸漸降低。

如果你過去是零食不離手的人，一時半刻可能無法戒掉零食。在練習好好吃三餐的過程中，一定也有非常想吃零食的時候。有位會員曾經問我：「我不能乾脆用零食取代正餐嗎？」我不推薦這種做法。零食無法像正餐一般產生飽足感，因此很快就餓了，你很可能又去找其他食物來吃。

如果不吃零食讓你非常痛苦，我建議的方法是比平時吃得更飽一點，然後吃零食。這是為了在吃飽的狀態下，練習理性地看待零食。而且在已經飽足的狀態下吃零食，你也無法吃下太多，有時甚至因為很飽，而失去想吃零食的慾望。

如果你用餐後過沒多久，突然很想吃某樣東西，那你必須仔細觀察，自己是真的肚子餓，還是假的肚子餓。假的肚子餓是想吃「特定的食物」，像是小吃、餅乾、巧克力等。且不會伴隨其他生理現象，只有肚子餓的「想法」，而且是突如其來的，不是慢慢產生的。

如果你是真的肚子餓，不會只想吃特定的食物，而是什麼都想吃。且會有胃酸分泌、肚子咕嚕咕嚕叫等生理反應。不同於假的肚子餓，你是慢慢、逐漸地感到飢餓，而且會在用餐後感到滿足。

遇到假的肚子餓的情況，你可以先試著喝三杯水安撫你的胃。如果喝水依然不滿足，不妨吃點堅果等天然食品，等待下一次用餐時間。

【第七階段】

練習不論遭遇任何變數都不受影響

在減重過程中，一定會遇到和朋友相約、紀念日、旅行、聚餐等突發狀況。

剛開始遇到突發狀況，你一定會煩惱該怎麼做。我經常遇到只要稍微脫離常軌，就擔心變胖而感到不安的人。

不論發生任何變數，絕對不要逃避；不論處在什麼狀況，維持「吃適量」的習慣非常重要。

如果你和朋友相約吃飯，就把吃「一人份」當目標，要是能在約會中不暴食，吃適當的量，一定會增加你的自信心。那麼即使下次或下下次再有約會，你也能不受影響地持續減重。

比起一直拒絕約會，坦然面對各種情況來鍛鍊心智比較好。透過反覆練習，就算遇到變數也可以不害怕，自然地享受約會。

減重過程中也難免會遇到去旅行的機會，旅途中品嘗當地美食，你又會擔心可能變胖，但其實不必多慮。

就算去旅行，只要像平常那樣吃「一人份」的早午晚餐，就絕對不會變胖。況且旅行比平時的活動量更大，不用太擔心變胖的問題。

不論是突然的邀約或是去旅行，只要身體習慣吃適當的量，就不會變胖。因

此，與其遇到事情一味擔驚受怕，不如用「我要訓練自己不論什麼情況都不受影響」的心情面對比較好。

如果時常接觸和練習，你就會越來越有把握，聚餐、約會或旅行，都不會再讓你感到不安。

特別收錄

秀娟老師的減重Q&A

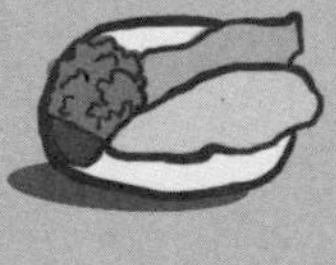

Q從某天起，就一直維持相同體重，沒有再變輕，請問減重停滯期該怎麼辦？

A：身體有自然調節能量和維持平衡的機制，因此減重會遭遇停滯期。很多人遇到停滯期會煩惱是否該減少飲食量或是改變減重方法。

我的建議是即使遇到停滯期，也不要改變方法，照原計畫持續進行下去。

而且有時候不是陷入沒有變化的停滯期，而是你的努力還未累積到一定程度，所以沒有看到結果。

體重通常不會天天發生變化，而是階段性減少。世界上沒有瘦不下來的身體，請繼續放心地吃和減重，你的努力一定會看到結果。即使是現在這一刻，你的努力也一點一滴不斷地累積著。

Q為什麼吃飽了，還想吃零食？

A：可以分為三種情況。

第一種是你過去實施的減重方法極度壓抑食慾，食慾無法正常運作，所以身體會渴望容易吸收的、不好的碳水化合物。

第二種可能是你一直以來的習慣。

第三種是舌頭已經對甜點的糖分上癮。甜點會讓產生飽足感的賀爾蒙分泌變少，導致你一直去找類似的甜點。沒有飽足感又一直想吃，所以才會變胖，這是一種惡性循環。

為了改掉吃零食的習慣，你必須用正餐來紓解想吃零食的慾望。用餐時請專注體會「滿足感」。想吃零食的慾望通常是一時衝動，大概三十分鐘就消失了。因此用餐後可以喝杯黑咖啡或是氣泡水，等待衝動消失。

Q減重期間可以喝酒嗎？

A：除非你學會控制，否則最好不要喝酒。

喝酒會降低瘦體素（leptin，抑制食慾的賀爾蒙）和肝醣（glycogen）分泌，因此身體為了補充會尋求碳水化合物。

簡單地說，酒會讓你想吃碳水化合物。

應該經常遇到只要喝了酒，就想吃冰淇淋或泡麵的人吧？尤其是有飲食障礙的人，喝酒百分之百會讓暴食症發作。

如果你只吃了想吃的，當然沒問題，但如果在失控的狀況下吃進驚人的量，一定會感到很冤枉。

等你學會自我控制，再來喝酒不遲，但也不能太常喝酒。如果減重期間無法避免喝酒的場合，最好在喝酒之前，先吃下有飽足感的正餐。若是空腹喝酒，喝醉後想吃碳水化合物的機率會提高很多。

喝酒之前先吃飽一點，好讓你不會一直想吃下酒菜，可以避免喝醉後失控地吃下酒菜的行為。

還有，隔天也一樣要吃得很飽，通常喝酒隔天食慾會非常旺盛，可是因為前一天喝了酒，你害怕變胖而強迫自己餓肚子，最終引發暴食症。

總之你要記得，減重和喝酒不能並存。

Q我有每天量體重的習慣，這樣有沒有問題？

A：我非常不建議每天量體重。

就算一天沒吃，隔天也不會立刻變瘦。同樣的道理，你今天吃過多，隔天也不會立刻變胖。

幾天之內體重變輕，不代表你變瘦；體重變重，也不代表你變胖。而且只要多喝一點水或多吃一點東西，體重就可能上上下下二～四公斤。

這種沒有意義的體重變化如果帶給你壓力，或者讓你感到焦急，將會對減重造成反效果。因此建議你不要太常確認體重！如果真的很想知道，頂多一個禮拜量一次就好了。

如果你是容易受體重影響的人，最好一陣子都不要量體重，用目測的就好。其實我自己也一年沒有量體重了。

Q生理期該怎麼辦？

A：其實輕鬆地散個步，也有緩和經痛的效果。依照自己身體的狀況，在不勉強的前提下，建議散步二十～三十分鐘。

很多人因為生理期前會特別想吃甜食而感到痛苦，這種時候不妨吃刺激一點（鹹或辣）的食物消除對甜點的渴望。

用刺激性的食物滿足口腹之慾，也可以預防暴食！

Q我可以吃市售的低卡零食嗎？

A：最近市面上很容易買到雞胸肉乾、蛋白質麵包、糙米年糕、蛋白質餅乾等各種低卡零食。根據廣告的說詞，這類食品熱量比較低，也比較健康。

不過低卡零食的共同點是，為了維持低熱量，分量也非常少。再加上為了讓東西好吃，加了很多添加物，反而導致一口接一口停不下來，當然也稱不上有飽足感。

雖然低卡零食讓人比較沒有罪惡感，但也可能引發暴食。

偶爾吃沒關係，但不建議在家裡囤貨。倒不如吃不會開胃的水果或堅果等天然食品更好。

Q要另外安排作弊日（Cheat Day）嗎？

A：作弊日是減重者非常關心的一件事。

原本作弊日是用來補充因減重而攝取不足的碳水化合物，但現在似乎普遍當成「盡情大吃大喝的日子」。

若你一直壓抑著食慾，整天盼望著作弊日到來，就會失去平常心，像是要宣洩所有壓抑的情緒般，在那一天暴食。

網路上也分為兩派，有人贊成安排作弊日，有人不贊成，但我希望你不要安排作弊日。因為作弊日往往讓人無法忍住貪吃的慾望，最終變成吃過量或暴食。

而且「只有今天可以大吃大喝」的想法，自然會妨礙你養成正常的飲食習慣。

我認為不該另外安排作弊日，而是在日常生活中有想吃的就立刻吃，滿足想吃的慾望。你不拖延處理你的慾望，就不會對食物產生特別的執著，進而養成不論吃什麼都能適時控制分量的能力。

Q可以吃減重保健食品嗎？

A：很多會員問我對減重保健食品有什麼看法。我一向回答：「如果吃減重保健食品能瘦下來，那世界上就沒有人需要減重了。」

我們不可能一輩子吃減重保健食品，而且通常會有副作用，也可能變得太過依賴而上癮。

比起依賴某樣物品，相信自己，一步一步堅持走下去才是正確答案！

Q「只有這個絕對不可以！」有沒有一定要避免的習慣？

A：我絕對不喝碳酸飲料。

一罐可樂含有七顆方糖的糖分，簡單地說就是糖水。我想像自己喝下一整罐糖，才從此戒掉碳酸飲料。

糖不但會讓人發胖，對健康也不好，所以最好避免。如果很難戒掉碳酸飲料，就以氣泡水或零卡可樂替代，逐漸減少飲用碳酸飲料的次數。等你養成不喝碳酸飲料的習慣，自然就不再想喝了。

與其喝下幾乎沒有營養和飽足感、只有滿滿糖分的碳酸飲料，不如為了寶貴的身體吃下好吃的正餐，從中獲得滿足。

Q如果不餓的話，可以跳過一餐嗎？

A：不行。最好按照固定的時間用餐。

就算現在不餓，但等一下餓了就可能引發暴食的慾望，導致下一餐吃過量。因此就算肚子不太餓，到了用餐時間仍建議照常吃。

Q我只有上半身肥胖，可不可以只瘦上半身呢？

A：每個人會胖的部位不一樣。有人比起身體，臉頰更容易肉肉的；有人上半身很瘦，專胖下半身；也有人肉都集中在肚子上。

因而大家容易有一個錯覺，認為只要運動「特定部位」，那個部位就能瘦下來。但就算做腹部運動，肚子也不會瘦下來，做手臂運動，手臂也不會瘦下來。或許透過肌力訓練可以讓線條變得更緊實，但不會只有那個部位的脂肪消失。

透過規律和健康的飲食習慣，讓整體的脂肪降低，之後想瘦的部位也會自然變瘦。雖然有些部位真的很難瘦，但請記得，沒有瘦不下來的肉，請多點耐心，持續努力！

Q用餐時間不固定也可以嗎？

A：人如果不在固定的時間進食，身體就會自行判斷為非常時期，轉變為容易囤積脂肪的體質。也就是基礎代謝量降低，變成易胖的體質。

所以盡可能養成固定時間進食的習慣。不需要非常精準，但建議以起床的時間為基準，間隔五～六小時安排早餐、中餐和晚餐。

規律用餐可以降低過度肌餓引發的暴食慾望，如果因為太過忙碌而無法正常用餐，建議你簡單地買個海苔飯捲來吃。

高寶書版集團
gobooks.com.tw

新視野 New Window 268

雖然想瘦，但不想再只吃雞胸肉了：
從「心」開始，脫離減重強迫症、飲食障礙與暴食，陪你最後一次減重

作　　者　秀娟
譯　　者　葛增娜
編　　輯　余純菁、陳柔含、楊雅筑
封面設計　黃馨儀
內頁編排　彭立瑋
企　　劃　鍾惠鈞

發 行 人　朱凱蕾
出　　版　英屬維京群島商高寶國際有限公司台灣分公司
　　　　　Global Group Holdings, Ltd.
地　　址　台北市內湖區洲子街 88 號 3 樓
網　　址　gobooks.com.tw
電　　話　(02) 27992788
電　　郵　readers@gobooks.com.tw（讀者服務部）
傳　　真　出版部 (02) 27990909　行銷部 (02) 27993088
郵政劃撥　19394552
戶　　名　英屬維京群島商高寶國際有限公司台灣分公司
發　　行　英屬維京群島商高寶國際有限公司台灣分公司
初版日期　2023 年 7 月

國家圖書館出版品預行編目（CIP）資料

雖然想瘦，但不想再只吃雞胸肉了：從「心」開始，脫離減重強迫症 飲食障礙與暴食，陪你最後一次減重 / 秀娟著；葛增娜譯. -- 初版. -- 臺北市：英屬維京群島商高寶國際有限公司臺灣分公司，2023.07
　面；　公分. -- (新視野 268)

譯自：가끔은 먹는 게 불행해 : 믿을 수 없이 괴롭고 , 참을 수 없이 터져나오는 나의 폭식 해방기

ISBN 978-986-506-759-5 (平裝)

1.CST: 減重 2.CST: 健康法

411.94　　112008826